Ismael Leandry-Vega

El poderoso virus del Ébola

Editorial Espacio Creativo
Charleston, SC

Standard Copyright License (2014)

Imagen cortesía de: Centers for Disease Control and Prevention (CDC)/ Nahid Bhadelia, M.D.

ISBN-13: 978-1503074224

ISBN-10: 1503074226

<u>Datos para catalogación:</u>

Título original en español

El poderoso virus del Ébola

Copyright©2014— Ismael Leandry Vega

leandry2004@yahoo.com

Editorial Espacio Creativo

Charleston, SC

1. Epidemiologia
2. Fiebre hemorrágica del Ébola
3. Salud pública
4. Virología
5. Virus del Ébola

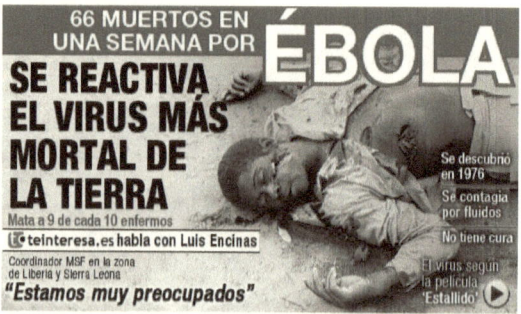

-----------Tabla de contenido-----------
Capítulo uno
El virus del Ébola

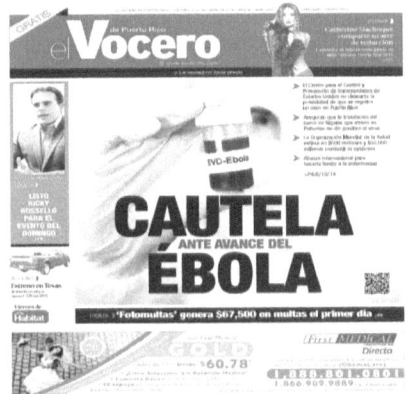

Capítulo dos
Lidiando con el virus del Ébola

Capítulo uno
El virus del Ébola

I. Muerte horrenda

La muerte, que es la reina y señora de la existencia, no le debe preocupar a nadie. *Lo único que debe causar inquietud es, incuestionablemente,* «la manera de morir.»[i] Es por eso que, lo más preocupante sobre el poderoso virus del Ébola son las horripilantes formas que utiliza para acabar con la insignificante existencia de los seres humanos.

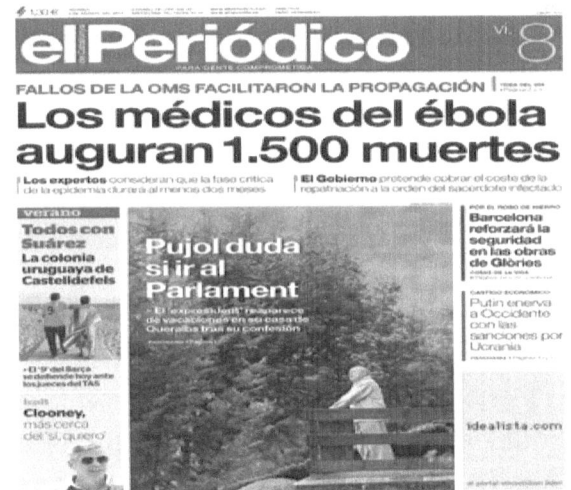

Digo eso ya que, cuando el virus del Ébola se convierte en fiebre hemorrágica del Ébola suele matar a los enfermos mediante un proceso corto, intenso, doloroso y «horrible.»[ii]

Así, por ejemplo, una persona que haya muerto como consecuencia de la fiebre hemorrágica del Ébola pasó por un doloroso y horrible proceso de muerte en donde hubo «fiebre (de más de 38.6 °C o 101.5 °F), dolor de cabeza intenso, dolores musculares, vómitos, diarrea, dolor de estómago *(...)* y moretones sin causa *aparente.»iii* Además, es altamente probable que dicha persona (antes de morir) haya sufrido de unas espantosas «hemorragias internas» que le causaron «sangrados en ojos, oídos, nariz, genitales y ano.»iv

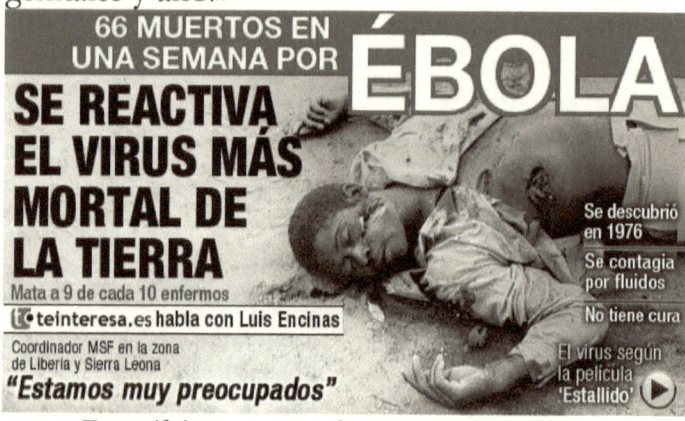

Por último, otro dato que demuestra que morir por culpa *de la fiebre hemorrágica del Ébola* es un asunto aterrador es que los enfermos suelen morir solos, «sin nadie que compasivamente les sostenga la mano, y su última mirada» es para dos o tres desconocidos que, además de estar asustados, están cubiertos por trajes y equipos especiales.v

II. El virus del Ébola es poderoso
A. Es un virus mortífero

El virus del Ébola, ahora lo sabemos, merece respeto. Digo eso ya que el virus del Ébola, que se convierte en fiebre hemorrágica del Ébola, es un *«virus agudo y, a menudo, mortal.»* Y digo mortal ya que «la tasa de mortalidad» está entre «el 50% y el 90%.»[vi]

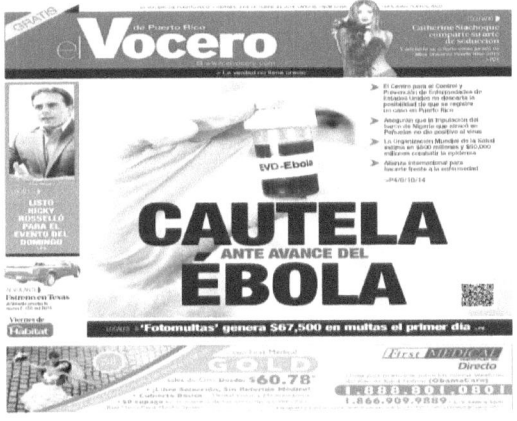

Ahora bien, además del asunto de la tasa de aniquilación se puede decir que el virus del Ébola merece respeto ya que es tan poderoso que, como ha demostrado, puede acabar con la vida de expertos en cuestión de días. Sobre eso recuerdo que el poderoso y mortífero virus del Ébola acabó, en 2014, con la vida de cinco expertos que estaban en África trabajando «en el análisis genético de la cepa del virus actual para un estudio...».[vii]

También recuerdo que el mortífero y poderoso virus del Ébola, en 2014, acabó con la vida de varios médicos: (1) que gozaban de gran prestigio debido a sus *conocimientos y experiencias profesionales;* y (2) que decían que sabían lidiar con el virus del Ébola.

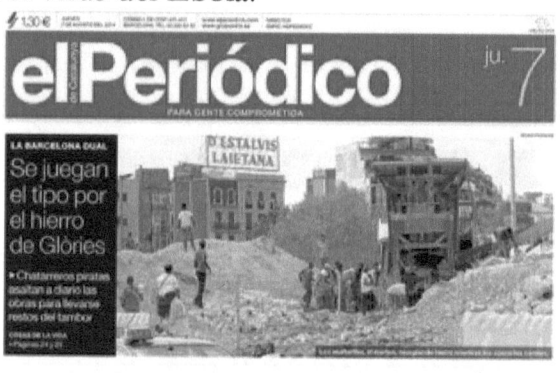

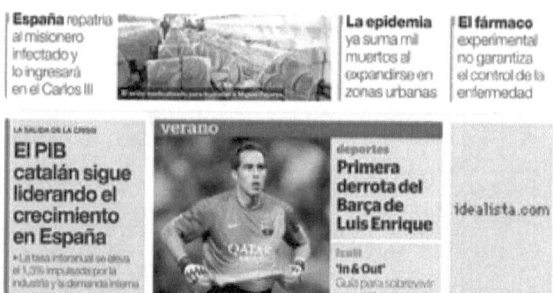

Ejemplo de ello es que el Dr. Samuel Brisbane, un respetado y educado médico que «había trabajado como médico de prominentes figuras» en Liberia, murió como consecuencia de la enfermedad del Ébola.[viii]

También está el lamentable caso del *Dr. Sheik Humarr Khan*. Sobre eso debo mencionar que el doctor Sheik Humarr Khan fue, además de un valiente héroe nacional, un «prestigioso virólogo» de Sierra Leona que murió como consecuencia *de la fiebre hemorrágica del Ébola.*[ix]

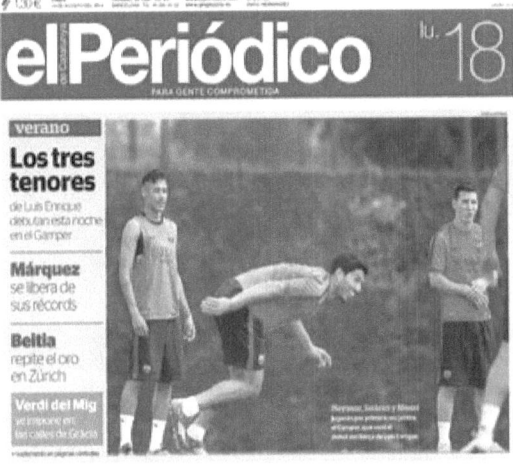

Demostrada *la nocividad* de la enfermedad del Ébola, creo que es necesario recordar que ningún país (por más rico que sea) puede vacilar cuando se presente un caso relacionado con la enfermedad del Ébola.

Todo caso «sospechoso o confirmado de ébola o de contacto», aunque sea el primer caso, debe ser atendido «como una emergencia de salud.» Además, todo *Gobierno tiene la obligación* de abandonar las actividades que no sean pertinentes y debe «tomar medidas inmediatas *en las primeras 24 horas* para investigar y detener un posible brote de ébola.»[x]

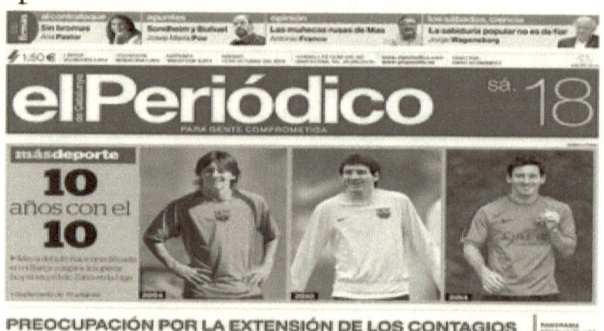

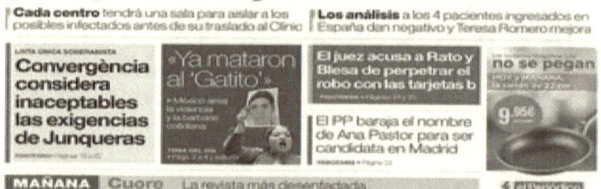

Si el Gobierno de un país titubea al tener conocimiento de que, dentro de sus fronteras, ha aparecido el virus del Ébola, esos primeros casos pueden terminar convirtiéndose en una terrible epidemia que, debido a la negligencia gubernamental, *traerá severas consecuencias* sociales, económicas, legales y psicológicas.

Así, por ejemplo, si el *titubeo gubernamental y la negligencia gubernamental* (que incluye no tener personal capacitado para lidiar con situaciones relacionadas con enfermedades peligrosas que tienen la capacidad de matar a un ser humano en cuestión de días) causan que un brote de ébola se convierta en una epidemia –y como consecuencia de ello mueren muchas personas y el pánico se apodera de la gente–, dicho país tendrá que militarizar su sistema de justicia criminal –*en especial las tareas de patrullaje callejero y vigilancia de perímetros*– para tratar de lidiar con la situación.

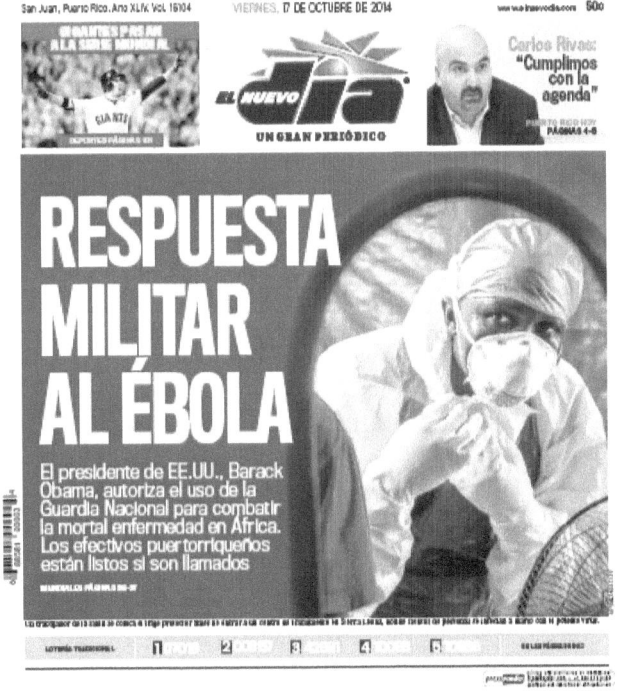

El gran problema con ello es que, como ha demostrado hasta el cansancio la experiencia, habrá choques entre la ciudadanía y *los cuerpos de seguridad:* (1) cuando se establezcan cuarentenas masivas; (2) cuando se pretenda sacar a los *enfermos* de los hogares; y (3) cuando se declaren toques de queda y se utilice la fuerza bruta y legal para hacerlos cumplir.[xi]

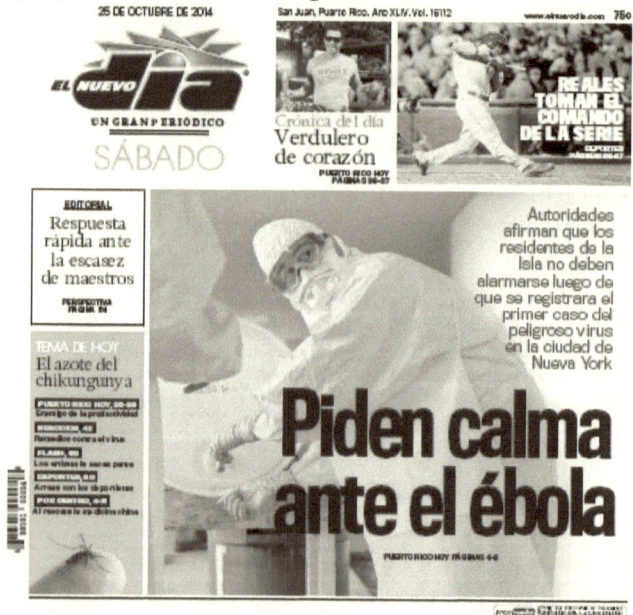

Lo dicho no termina ahí, ya que *si un país es devastado y militarizado* debido a una epidemia relacionada con el virus del Ébola (o con una epidemia relacionada con una enfermedad de igual potencia) existe una altísima posibilidad de que, el sistema económico de ese fastidiado país termine colapsando.[xii]

Prueba de ello es que, varios países africanos (Liberia, Sierra Leona y Guinea) que han sido duramente azotados por *la gran epidemia de ébola de 2014* han sufrido serios daños económicos.[xiii]

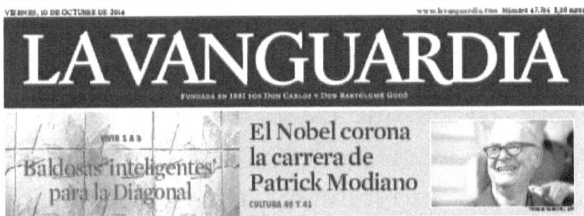

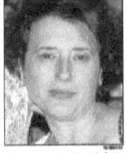

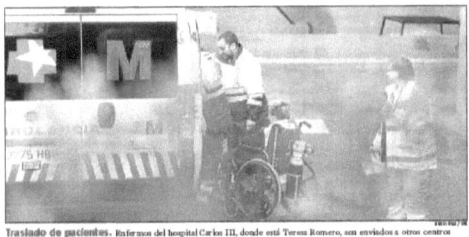

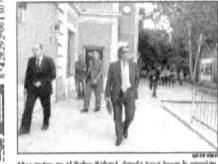

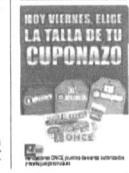

Otra razón por la cual ningún país o estado puede vacilar si se presenta un brote relacionado con el virus del Ébola es que, si dicho brote *termina convirtiéndose en una epidemia* los habitantes de dicho país o estado verán que su sistema educativo colapsará.

Así, por ejemplo, esas personas verán que escuelas, instituciones de educación superior, centros de cuido de niños y centros de tutorías cerrarán sus puertas. También verán, debido a que muchas *investigaciones científicas* se perderán y debido a que muchas otras *investigaciones científicas* (en especial las que están relacionadas con las ciencias sociales) se detendrán, que el avance del conocimiento humano se detendrá.[xiv]

B. Es un virus creado para matar

Ya se sabe que la enfermedad del Ébola «es una enfermedad grave y a menudo mortal que puede ocurrir en humanos y en primates *(por ejemplo, monos, gorilas).»*[xv] Ahora bien, si uno realiza un profundo análisis sobre el virus del Ébola se tiene que llegar a la conclusión de que dicho virus es, a pesar de ser extremadamente peligroso, una maravilla de la naturaleza.

Muchas son las razones por las cuales hay que considerar que el virus del Ébola es una maravilla de la naturaleza. La primera razón para sostener la tesis es que el virus del Ébola, a pesar de ser mortal para los seres humanos, se lleva muy bien con los *«murciélagos de la fruta de la familia Pteropodidae.»* Hasta el punto que, dichos murciélagos no mueren como consecuencia del virus del Ébola y «están considerados como el huésped natural del ébola.»[xvi]

Otra razón por la cual el virus del Ébola es una maravilla de la naturaleza es que, a diferencia de los virus inteligentes, dicho virus está naturalmente creado para matar seres humanos en cuestión de días una vez sale de su huésped favorito. Es por eso que, se reconoce que el virus del Ébola es un virus brusco y letal.

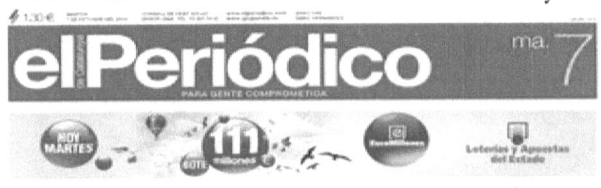

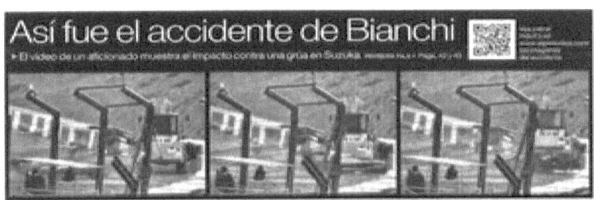

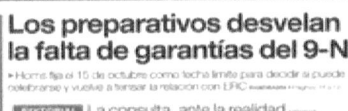

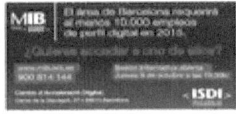

Dicho eso, en preciso hacer un paréntesis para explicar la diferencia entre *un virus inteligente y letal y un virus brusco y letal.* Comienzo diciendo que los virus que tienen la capacidad de matar seres humanos, se dividen en virus inteligentes y en virus bruscos.

Los virus inteligentes y letales, hacen todo lo posible para lentamente eliminar *(en cuestión de años)* a los transmisores que hacen posible la propagación. Mientras que un virus brusco y letal, mata rápidamente (en cuestión de días) al transmisor que hace posible su propagación.

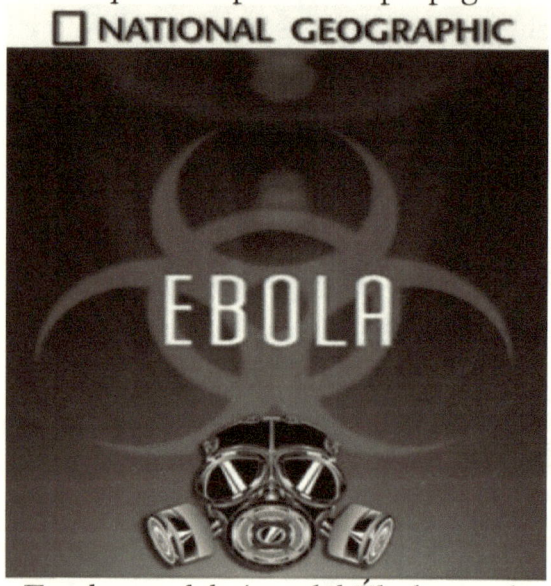

□ NATIONAL GEOGRAPHIC

EBOLA

En el caso del virus del Ébola se sabe que, una vez vale de su huésped favorito se convierte en un virus tan brusco y letal: (1) que no le importa destruirse; y (2) que mata «rápidamente» a su transmisor.[xvii] De ahí que correctamente se diga que el virus del Ébola, *una vez sale de su murciélago favorito,* se convierte en un brusco y letal virus que se sacrifica para llevarse (o por lo menos para intentar llevarse) a la tumba al contagiado.

Otra razón por la cual el virus del Ébola es una destructiva maravilla de la naturaleza es que, a pesar de ser un virus brusco, muestra una asombrosa inteligencia para conseguir la total y dolorosa aniquilación del contagiado. Voy a examinar esto un poco más de cerca.

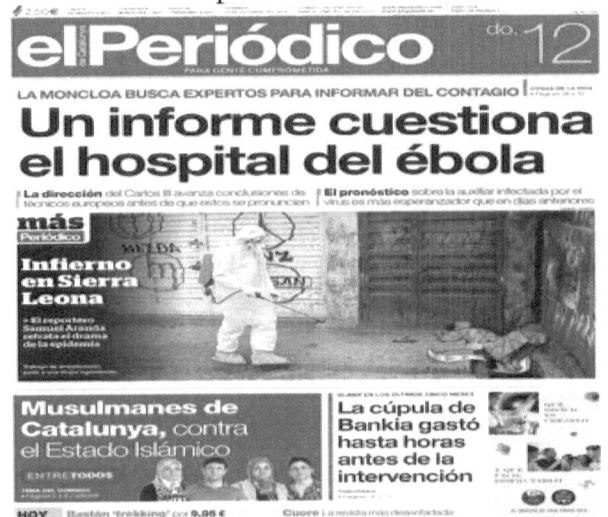

Por lo regular, cuando un virus infecta a una persona «se produce una señal de alarma ante la invasión (...) que provoca la reacción de las defensas.»[xviii] Sin embargo, el virus del Ébola es tan inteligente que *ha «desarrollado sistemas para evitar»* que el sistema inmune de un ser humano contagiado responda a tiempo y de manera adecuada.[xix] De ahí que se diga, correctamente, que «una de las principales habilidades del virus del Ébola es engañar al sistema inmune para que no lo detecte.»[xx]

Cabe mencionar que el letal, astuto y asombroso virus del Ébola logra lo anterior por medio de la producción de «una proteína que detiene la señal de los interferones y con él la respuesta inmune. Con las defensas del cuerpo bloqueadas, el ébola *se comienza a reproducir a gran velocidad.* Y cuando el sistema inmune responde finalmente, ya es demasiado tarde...».[xxi]

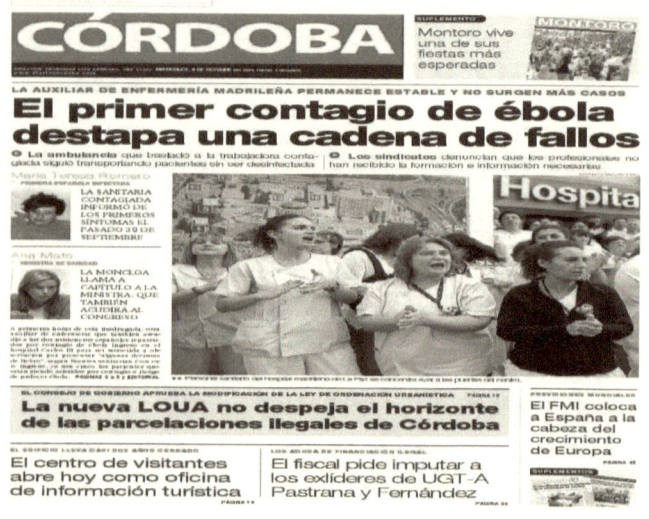

Otra razón por la cual digo que *el virus del Ébola* es una peligrosa y destructiva maravilla de la naturaleza es que, desde que le mostró su feo rostro al mundo no ha estado con paños tibios. Es decir, desde el mismísimo momento en que el virus del Ébola fue descubierto le demostró a la insignificante raza humana que su principal misión era aniquilar seres humanos sin ningún tipo de compasión.

Digo eso ya que el mencionado virus fue detectado por primera vez «el 26 de agosto de 1976 en Yambuku, ciudad al norte de Zaire (en la actualidad el Congo).» Y durante ese primer brote, *318 personas se infectaron y «280 murieron.»*[xxii]

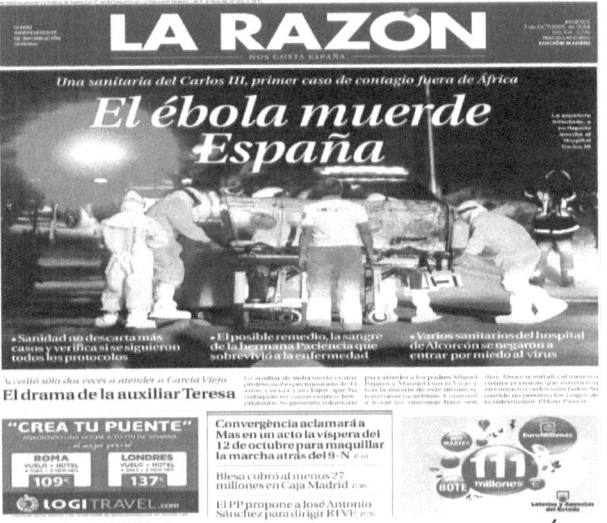

A lo dicho se suma que el virus del Ébola, en varias ocasiones, le ha recordado a la raza humana lo antes mencionado por medio de varios brotes. Digo eso ya que en Uganda, durante el año 2000, hubo un brote relacionado con el virus del Ébola, y como consecuencia de ese brote unas doscientas veinticuatro personas (entre ellas diecisiete profesionales de la salud) murieron. Y no se puede olvidar que, en 1995, doscientas cincuenta personas murieron como *consecuencia de un brote de ébola* en la República Democrática del Congo.[xxiii]

Otro fundamento que me hace decir que el virus del Ébola es una peligrosa y destructiva maravilla de la naturaleza es que: (1) es un virus que no permite que la raza humana le trate con indiferencia; (2) es un virus que le requiere respeto y temor a la raza humana; y (3) es un virus que le provoca pavor a personas que dicen saber lidiar con él.

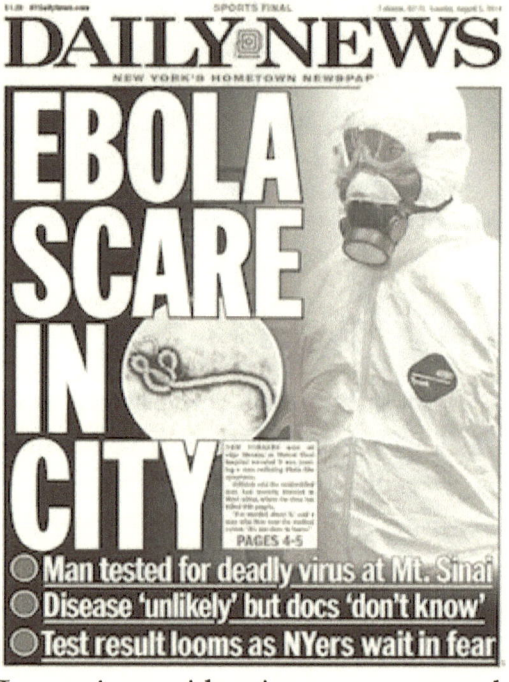

La mejor evidencia para comprobar lo antes dicho en los puntos uno y dos es que el virus del Ébola, sin decir una sola palabra, le requiere a la raza humana utilizar trajes de salud y protección para poder estar ante su presencia.

A eso se suma que, si se mira con detenimiento, uno puede notar que dentro de un traje de salud y protección para estar ante la presencia del virus del Ébola lo que hay es un frágil ser humano con miedo, «calor, «tensión» y «nervios.»[xxiv] Y dije calor ya que, el mencionado traje de salud y protección «puede generar una *temperatura interna de hasta 40C* para quien lo lleva puesto.»[xxv]

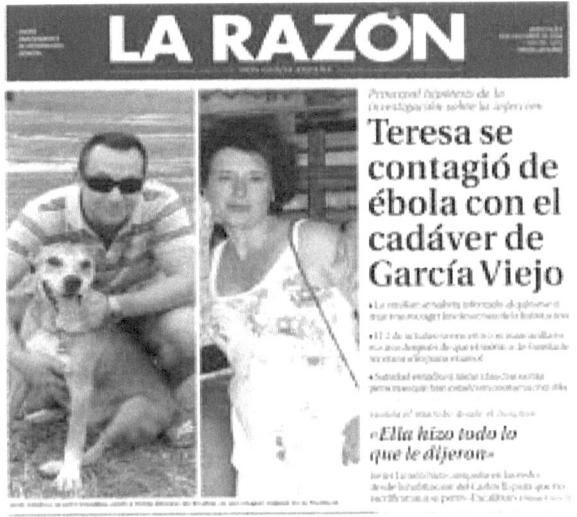

Sobre el punto tres antes escrito creo que una buena evidencia es que el quebrado Gobierno de Liberia, después de escuchar las recomendaciones de sus temerosos expertos en asuntos de salud y seguridad, tomó la decisión de cerrar (en 2014) sus fronteras para tratar de detener el avance de una epidemia relacionada con el virus del Ébola.[xxvi]

Debo mencionar, por último, que también creo que el virus del Ébola es una peligrosa maravilla de la naturaleza ya que es un virus tan agresivo, rápido y destructivo que, *en cuestión de días,* tiene la capacidad de matar o severamente fastidiar a un ser humano que gozaba de buena salud.[xxvii] Es por eso que, para este autor, una de las características más sorprendentes del virus del Ébola es su enorme y rápida capacidad de dañar un cuerpo humano.

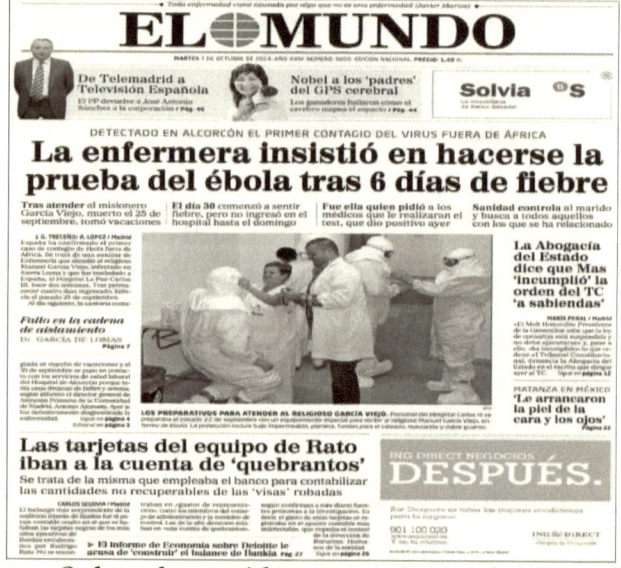

Sobre la rapidez que tiene el virus del Ébola para fastidiar a un ser humano lo primero que tiene que saber es que, una vez una persona contrae el virus se inicia un corto «periodo de incubación» que puede durar «desde dos días a tres semanas.»[xxviii]

Ahora bien, debe saber que la rapidez del virus del Ébola –en especial si está relacionado con la especie Ébola-Zaire– es tan sorprendente que el proceso de incubación no suele llegar a los veintiún días. Digo eso ya que, «entre 7 y 10 días después de la infección es cuando la *enfermedad [del Ébola] muestra sus efectos con mayor virulencia,* y el paciente tiene más probabilidades de morir.»[xxix]

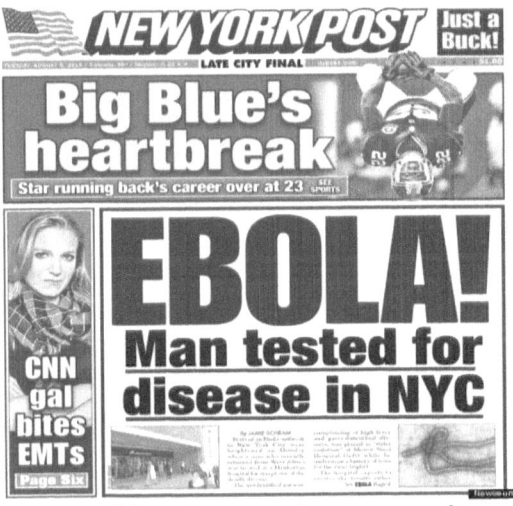

Otra evidencia que demuestra la enorme capacidad que tiene el virus del Ébola para destrozar un cuerpo humano en varios días es que, una persona que esté sufriendo como consecuencia de la fiebre hemorrágica del Ébola, para poder tener posibilidades de sobrevivencia, necesita: *(1) ser aislada; y (2) recibir «medicamentos y líquidos (...) a través de una vena.»*[xxx]

Y no se puede olvidar, debido a que los pacientes con fiebre hemorrágica del Ébola suelen sufrir de unas *horrendas hemorragias*, que es altamente probable que la persona fastidiada por el virus del Ébola (aunque sea campeona de fisiculturismo o campeona de levantamiento de pesas) necesite «transfusiones de plaquetas o plasma fresco.»xxxi

C. No es el virus más mortífero

El virus del Ébola es un virus «cuya sola mención produce terror y recuerda *películas de ciencia-ficción* en las que hombres del Gobierno aíslan edificios enteros y se visten con trajes prácticamente de astronautas.»xxxii

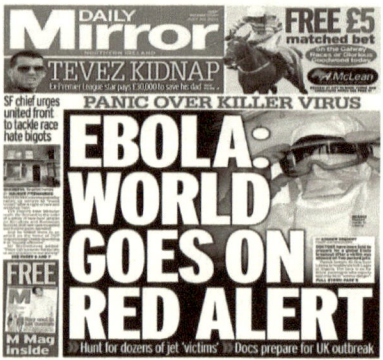

Además, es incuestionable que el virus del Ébola es un virus cuya sola mención nos hace pensar sobre esa «terrible normalidad en la que miles de hombres, mujeres y niños mueren por una gama de enfermedades *horribles cada día.*»xxxiii

Ahora bien, a pesar de que *la fiebre hemorrágica del Ébola* produce terror es necesario mantener la calma y recordar que, dentro de este valle de lágrimas «hay otras enfermedades horrendas que también merecen tanto nuestro respeto como *temor...*».xxxiv Y no se puede olvidar, además, que dentro de este insignificante mundo de angustias infinitas hay varios virus que merecen respeto y temor por ser más peligrosos que el virus del Ébola.

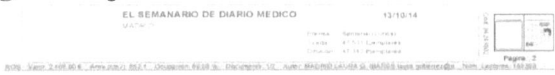

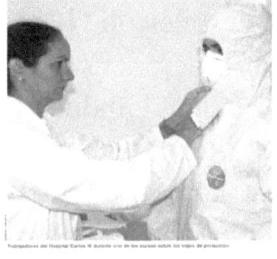

Ébola: brecha entre la teoría y la práctica en el SNS

Sobre lo antes dicho comienzo la discusión mencionando que, el segundo virus más peligroso para la raza humana es el virus de Marburg. Dicho virus, que suele matar al ochenta por ciento de los infectados, «lleva el nombre de la pequeña e idílica ciudad alemana que se asienta a las orillas del río Lahn (...). Muy similar al virus del Ébola, los enfermos sufren fiebre alta, *calambres y sangrado* de las membranas mucosas, piel y órganos.»xxxv

Ahora bien, de todos los virus que existen hay uno que tiene la capacidad de causar un *evento apocalíptico*. Es por eso que, se considera que dicho virus es el más peligroso de todos. Lo primero que debe saber sobre ese virus es que fue, en parte, un invento humano. Digo en parte ya que ese poderoso virus, creado por científicos de la *Universidad Erasmus en Rotterdam,* es una creada mutación «del virus H5N1 (de gripe aviar) con el potencial de contagiar y propagarse entre humanos.»[xxxvi]

Lo segundo que debe saber es que el mencionado virus es tan mortífero y contagioso que, después de hablar con distintos peritos, varios funcionarios de alto nivel del Gobierno de Estados Unidos de América mencionaron que los científicos que estuvieron involucrados en la creación del virus más peligroso, contagioso y mortífero no podían publicar los hallazgos de la investigación ya que, «en manos equivocadas, podrían ser utilizados con fines terroristas.»[xxxvii]

Explicado lo anterior, regreso al virus del Ébola. Hago eso para aclarar que, a pesar de que el virus del Ébola no es el virus más peligroso, el virus del Ébola ocupa una alta posición en las listas de los virus más peligrosos para los seres humanos. En algunas listas elaboradas por expertos, el virus del Ébola aparece *entre los primeros cinco virus más peligrosos* para los seres humanos. Mientras que en otras listas, aparece entre los primeros tres.[xxxviii]

Por último, me parece atinado mencionar aquí que un brote relacionado con un virus altamente peligroso y contagioso (como el virus del Ébola) debe ser contenido de inmediato. Ello, porque si la propagación de un virus peligroso y contagioso (en especial si está en la lista de los virus más peligrosos para el ser humano) se sale de control y *termina contagiando y matando a muchas personas,* es casi seguro que ese brote termine convirtiéndose en una epidemia «difícil de contener.»[xxxix]

Y si un brote relacionado con uno de los virus más peligrosos para el ser humano termina convirtiéndose en una epidemia difícil de contener es altamente probable que, tanto a nivel nacional como a nivel internacional, haya pánico por doquier.

Dicho pánico puede ser tan sorprendente que, aunque se esté lejos de las zonas devastadas por el pestilencial y nocivo virus, una persona que acuda a un hospital puede terminar, a pesar de no estar contagiada con el mortífero y contagioso virus, en la zona de aislamiento o cuarentena del hospital por el simple hecho de tener tos y fiebre.

A eso se suma que, debido al pánico social y gubernamental, una persona enferma que no esté contagiada con el mortífero virus puede terminar siendo detenida y trasportada, en contra de su voluntad, a una facilidad hospitalaria (que puede ser un hospital de campo) por el simple hecho de que una o varias personas, entre ellas agentes del orden público, tuvieron ficticios y paranoicos motivos para creer que dicha persona estaba contagiada con el peligroso virus.[xl]

Lo mencionado me ha hecho recordar un caso que ocurrió en Alemania. Allí, en 2014, varias personas que estaban en una oficina fueron restringidas de su libertad por el simple hecho de que una paranoica, que no sabía qué hacer con su tiempo, llamó a las autoridades e incorrectamente informó que había, dentro de la mencionada oficina, una persona que tenía la fiebre hemorrágica del Ébola.

Como resultado de ese enloquecimiento, las personas detenidas no pudieron marcharse de la mencionada oficina hasta que el Gobierno alemán, que utilizó policías antimotines para proteger el extenso perímetro, «descartó que fuera un caso de contagio del virus mortal.»[xli]

Otra razón por la cual un brote relacionado con un virus que esté en la lista de los virus más mortíferos y contagiosos para el ser humano *(como el virus del Ébola y como el virus de Marburg)* debe ser contenido de inmediato está relacionada con el hecho de que, debido a la sobrecarga de trabajo de los profesionales de la salud debido a la devastación provocada por el mortífero virus, la salud de la ciudadanía que viva en el país, cantón o estado afectado por la contagiosa y letal epidemia empeorará de manera significativa.

Digo eso ya que la gente que tenga otras condiciones de salud (diabetes, hipertensión, cáncer, hepatitis, entre otras enfermedades), no podrá atender sus condiciones de salud de manera adecuada.

Además, mucha gente enferma (como los enfermos que necesiten diálisis, los enfermos que sufran de hepatitis, entre otras peligrosas condiciones de salud) *dejará de asistir a las oficinas de los médicos,* a las facilidades hospitalarias y a las farmacias por temor a contagiarse y morir como consecuencia de la peligrosa epidemia.[xlii]

Es por eso que, por lo regular, *la tasa de mortandad de un país, estado o cantón* en donde hay una peligrosa epidemia relacionada con uno de los virus más peligrosos para el ser humano aumenta de manera significativa. Y es por eso que, además, en una zona que ha sido devastada por la aparición de una incontrolable epidemia relacionada con un mortífero y contagioso virus es necesario que haya, gústenos o no, muchas bolsas para guardar cadáveres. Ello, ya que muchas personas morirán como consecuencia de la incontrolable epidemia y muchas otras morirán debido a otras condiciones de salud.

Lo discutido me ha hecho recordar lo que está ocurriendo en los países africanos que, al momento de escribir este libro, están siendo afectados por una fuerte epidemia relacionada con el virus del Ébola.

En esos pobres y fastidiados países, los sistemas de salud no pueden proporcionar *servicios médicos* relacionados con enfermedades y condiciones de salud no relacionadas con el mencionado virus. Como consecuencia de ello, ahora «están perdiendo la vida más personas por enfermedades comunes» que por la fiebre hemorrágica del Ébola.[xliii]

D. La recuperación es posible
1. Las buenas noticias sobre la recuperación

Dije antes que el virus del Ébola produce «la llamada fiebre hemorrágica del Ébola.»[xliv] También dije antes que el virus del Ébola es tan poderoso que, cuando se convierte en fiebre hemorrágica puede acabar con la vida de un ser humano «en pocos días y de un modo horrible, en el que la víctima sufre diarreas, vómitos y puede llegar a sangrar por la piel.»[xlv]

Ahora bien, a pesar de la peligrosidad de la enfermedad una persona puede recuperarse de la fiebre hemorrágica del Ébola. Ello es así ya que el cuerpo humano, a pesar de ser frágil e insignificante, lucha con todas sus fuerzas para *tratar de vencer* a la mencionada «enfermedad.»[xlvi]

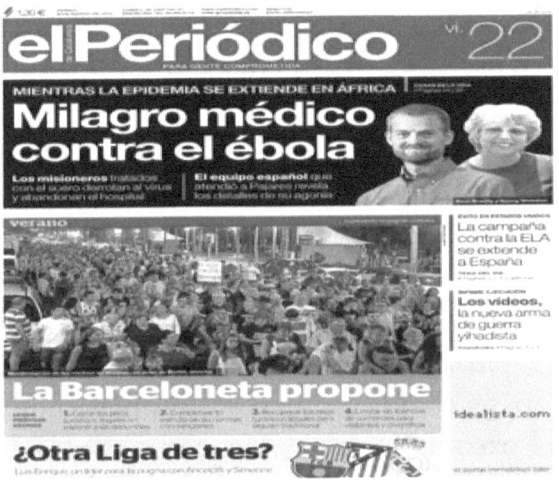

Para que una persona enferma de ébola pueda tener posibilidades de sobrevivencia, lo primero que tiene que hacer es reconocer que solo *los profesionales* de la salud pueden ayudarle.

Digo eso ya que muchos imbéciles, *una vez comienzan a experimentar los primeros síntomas de la enfermedad del Ébola,* mueren por imbécilmente pensar: (1) que pueden curarse por medio de pastillitas (suplementos vitamínicos) y remedios caseros; y (2) que las oraciones a los inexistentes dioses y los cuidados caseros pueden ganarle al ébola.

Lo segundo que tiene que hacer una persona afectada por el ébola para aumentar las posibilidades de sobrevivir es reconocer que, «el diagnóstico y tratamiento oportunos pueden *ayudar a mejorar* las posibilidades de sobrevivir.»[xlvii] Digo eso ya que muchos enfermos *mueren por «quedarse en sus hogares»* y por acudir tardíamente a las facilidades hospitalarias.[xlviii]

Como puede ver, las posibilidades de que una persona le gane la batalla a la enfermedad del Ébola aumentan si dicha persona, *una vez se presentan* los primeros síntomas (particularmente una fiebre de 38.6 °C), acude rápidamente a un centro de salud. Y tenga en cuenta que, cuando digo rápidamente eso se mide en horas desde que aparecen los primeros síntomas. «De ahí que el paso de las horas juegue en contra de las posibilidades de *recuperación* de los pacientes.»[xlix]

Ahora bien, el hecho de que una persona enferma reconozca que es *muy difícil ganarle a la enfermedad del Ébola* si busca ayuda profesional cuando la enfermedad esté «muy avanzada», aunque es un asunto positivo, no es suficiente para tener una apropiada batalla en contra del mortal ébola.[l]

Digo eso ya que una persona que esté sufriendo por los daños físicos que ocasiona la fiebre hemorrágica del Ébola necesita, durante el tratamiento, una «buena rehidratación», «una buena cobertura antibiótica», «una buena alimentación» y una buena supervisión médica.[li]

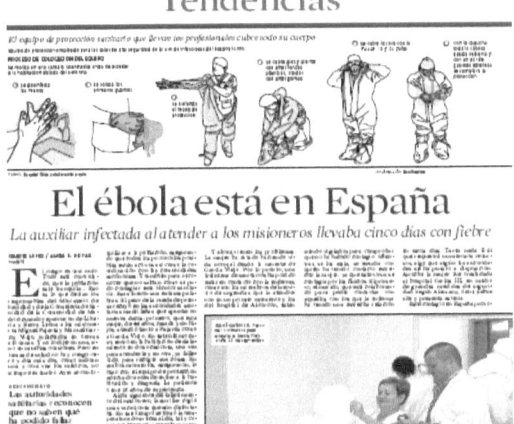

Sobre el asunto de la rehidratación, tengo que mencionar que es sumamente importante. Ello, ya que las personas que sufren de fiebre hemorrágica del Ébola «suelen deshidratarse y requieren sueros intravenosos o rehidratación por vía oral.»[lii]

Sobre el asunto de la adecuada supervisión médica tengo que decir que, los médicos que atiendan a un paciente con ébola: (1) tienen que ser valientes; (2) tienen que tener experiencia bregando con virus contagiosos y peligrosos; y (3) tienen que tener experiencia manejando emergencias médicas.

Digo eso ya que la fiebre hemorrágica del Ébola, cuando se manifiesta con mayor virulencia: (a) suele dañar órganos vitales tales como el corazón, los pulmones y los riñones; (b) «daña los vasos sanguíneo»; (c) «hace que baje la presión sanguínea»; y (d) es alta y peligrosamente contagioso.[liii] Es por eso que los médicos, *al igual que las enfermeras que atiendan a un paciente que esté sufriendo como consecuencia de la fiebre hemorrágica del Ébola,* tienen que cumplir con los mencionados requisitos.

Por otro lado, es necesario recordar que «no se ha comprobado que una vacuna o medicamento específico cure la enfermedad del Ébola.»[liv] Es por eso que, un enfermo solo le puede ganar a la enfermedad del Ébola: (1) si tiene unos buenos cuidados médicos; y (2) si su «sistema inmune» tiene una buena reacción.[lv]

Todo eso significa que, un buen cuidado médico *(eso no tiene nada que ver con hospitales lujosos y costosos)* y una buena reacción del sistema inmunológico pueden permitir que un paciente que esté sufriendo como consecuencia de la enfermedad del Ébola: (1) desarrolle «a tiempo las defensas contra el virus»; y (2) venza a la especie del virus del Ébola que le afectó.[lvi]

Debe notar que dije que, una persona que se recupera de la enfermedad del Ébola lo que hace es vencer a la especie del virus del Ébola que le afectó. Digo eso ya que «el virus del Ébola tiene cinco especies distintas: *Bundibugyo, Sudán, Reston, Taï Forest, Costa de Marfil y Zaire.*»[lvii]

Debido a ello, la persona que se recupera de la enfermedad del Ébola queda únicamente protegida —«para toda la vida»— contra la misma especie del virus del Ébola que le afectó y «no vuelve a contagiarse» con la misma especie del virus del Ébola.[lviii] Además, la persona que se recupera de la enfermedad del Ébola no tiene la *capacidad de propagar la misma especie del «virus.»*[lix]

Otra buena noticia relacionada con el asunto de la recuperación es que, toda persona que haya logrado ganarle a la enfermedad del Ébola tiene la capacidad de ayudar a producir *suero de sobrevivientes.* Debe saber que el suero de supervivientes consiste, en apretada síntesis, «en aprovechar las defensas generadas en la sangre de los pacientes curados para reforzar el sistema inmune de los enfermos.»[lx]

Cabe decir que detrás de cada *suero de sobrevivientes de ébola* existe la creencia de que, si correctamente se transfieren los anticuerpos de los sobrevivientes a los «enfermos (ya sea con trasfusiones de sangre o plasma) se acelera la respuesta del sistema inmune y se incrementa la probabilidad» de ganarle al ébola.[lxi]

Dicho eso, cierro la sección diciendo que el suero de sobrevivientes ha sido exitosamente *utilizado en varias ocasiones.*[lxii]De hecho, recuerdo que una valiente enfermera española que había contraído el virus del Ébola recibió, en 2014, «suero sanguíneo con anticuerpos obtenidos de supervivientes» de la enfermedad del Ébola.

Debe saber que la valiente y ejemplar enfermera española, debido a la utilización del suero de sobrevivientes y debido a la utilización de varios fármacos experimentales, le ganó la batalla a la enfermedad del Ébola.

2. Las malas noticias sobre la recuperación

Vimos antes que «la fiebre hemorrágica del Ébola (fiebre del Ébola) es causada por un virus que pertenece *a la familia llamada Filoviridae,* del cual los científicos han identificado» cinco especies.[lxiii] Pues bien, la primera mala noticia sobre eso es que no hay vacunas *(por el momento)* para lidiar con el ébola. La segunda mala noticia es que, «los medicamentos existentes para combatir virus (antivirales) no funcionan bien contra el virus del Ébola.»[lxiv]

La tercera mala noticia es que, *la mayoría de los brotes de ébola* que surgen están relacionados con la especie Ébola-Zaire. Y la especie Ébola-Zaire es la más letal para el ser humano, puesto que tiene una tasa de aniquilación que «puede llegar al 90%.»[lxv] De hecho, cabe señalar que la *gran epidemia de ébola de 2014* en África occidental está relacionada con la especie Ébola-Zaire.

Otra mala noticia, que no es tan mala si se considera que lo mejor es haber sobrevivido, es que algunas de las afortunadas personas que se recuperan de la enfermedad del Ébola terminan con ciertos daños físicos. Así, por ejemplo, algunas personas terminan con daños en uno o ambos riñones. También hay personas: (1) que pierden el cabello; y (2) que sufren «cambios sensoriales.»[lxvi]

Otra mala noticia es que, a pesar de que hay muchas escuelas de Medicina dentro de este planeta, son pocos los profesionales de la salud que tienen las capacidades (físicas y mentales) y las experiencias *(entrenamientos y misiones médicas relacionadas con el virus del Ébola)* adecuadas para lidiar con la enfermedad del Ébola.[lxvii]

De hecho, actualmente hay más expertos de sillón *(personas que dicen ser expertas pero nunca han trabajado directamente en situaciones relacionadas con virus letales, peligrosos y contagiosos)* que expertos con experiencia en el manejo directo de casos (ya sea en el manejo de muestras de laboratorio o en el manejo de pacientes) relacionados con el virus del Ébola.

Inclusive, hay personas que dicen ser expertas en asuntos relacionados con el virus del Ébola (y virus de igual peligrosidad) y nunca se han puesto un *traje de protección y salud* (nivel cuatro o nivel tres) para, directamente, atender situaciones relacionadas con el citado virus.

Para demostrar que la mayoría de los profesionales de la salud (y eso incluye profesionales de la salud que trabajan en países ricos) no saben ni pueden lidiar con situaciones relacionadas con la enfermedad del Ébola, voy a plasmar lo que ocurrió en España.

Allí, en 2014, muchísimos profesionales de la salud informaron (en ocasiones mediante protestas y en muchas otras ocasiones mediante entrevistas) que no trabajarían en situaciones relacionadas con la enfermedad del Ébola ya que: (1) no habían sido entrenadas para eso; y (2) no habían equipos suficientes ni adecuados para lidiar con situaciones relacionadas con la enfermedad del Ébola.[lxviii]

Otra contundente prueba que demuestra que la inmensa mayoría de los profesionales de la salud no saben (ni pueden) lidiar con situaciones relacionadas con virus que sean extremadamente peligrosos y mortíferos (que maten en cuestión de días), proviene desde la **Universidad Estatal de Pensilvania**.

Digo eso ya que un análisis realizado (y dado a conocer) por la respetable facultad de dicha *institución de educación superior* demostró, en 2014, que los profesionales de la salud que laboran en los Estados Unidos de América no están preparados para lidiar con situaciones que estén relacionadas con el ébola.

Ello, porque en los Estados Unidos de América: (1) no existe un adecuado programa educativo (que incluya prácticas en escenarios reales) en donde se le enseñe a los profesionales de la salud a lidiar con virus de igual o mayor potencia que el virus del Ébola; y (2) la inmensa mayoría de los supuestos expertos no han trabajado en zonas calientes (ni en laboratorios nivel cuatro ni en zonas devastadas por brotes relacionados con *virus que maten en cuestión de días*) en donde la presencia del virus del Ébola haya sido enorme y espeluznante.[lxix]

Quiero, antes de cerrar la sección, escribir algunas palabras con relación al asunto de la creación de *vacunas y medicamentos.* Comienzo la discusión diciendo que, dentro de este valle de oportunistas y corruptos, no hay vacunas ni medicinas para tratar algunas enfermedades destructivas ya que, debido al capitalismo y al neoliberalismo, las industrias farmacéuticas no suelen producir (de manera masiva) medicinas ni vacunas para lidiar con enfermedades y condiciones de salud que, tradicionalmente, afectan a seres humanos pobres que viven en países económicamente fastidiados.

A eso se suma que, la mayoría del dinero disponible para realizar *investigaciones científicas* se utiliza para realizar investigaciones que tengan la finalidad de crear y mejorar medicamentos para lidiar con condiciones de salud que, aunque pueden estar presentes en cada rincón de este insignificante y contaminado planeta, suelen afectar a enfermos que viven en países desarrollados.[lxx]

Es por eso que, por ejemplo, en *febrero de 2014 había más investigaciones y medicamentos* para lidiar con la disfunción eréctil, con la depresión y con el colesterol malo (condiciones de salud que les generan enormes ganancias monetarias a las farmacias que operan en Norteamérica y Europa) que investigaciones y fármacos para lidiar con esa peligrosa y contagiosa enfermedad (que históricamente ha afectado a gente pobre e invisible que vive en el continente africano) llamada la enfermedad del Ébola.[lxxi]

III. El virus del Ébola es contagioso
A. Contacto con fluidos infectados

Dije antes que el virus del Ébola es, evidentemente, «uno de los virus más letales para el ser humano.»[lxxii] Ahora voy a decir que el virus del Ébola es altamente contagioso. Digo eso ya que el virus del Ébola: (1) «se transmite a los humanos por el contacto con animales infectados (...)»; y (2) se transmite entre los seres humanos por el «contacto directo con sangre infectada, fluidos corporales u órganos, o indirectamente por contacto con un entorno contaminado.»[lxxiii]

Es por eso que, según lo antes indicado en el punto número dos, si uno vive dentro de una zona que ha sido afectada por un brote o una epidemia de ébola «lo más básico es evitar el contacto con pacientes de ébola y con sus fluidos corporales (...). No hay que tocar nada como, por ejemplo, toallas en sitios públicos porque pudieran haber sido contaminadas.»[lxxiv]

A eso se suma que es necesario: (1) evitar dar o recibir besos; (2) evitar «estrechar la mano»; (3) evitar «las relaciones sexuales»; (4) *utilizar guantes, gafas, mascarillas y ropa protectora;* (5) utilizar agua clorada para limpiar; (6) utilizar tapones para los oídos; (7) «lavarse las manos regularmente»;[lxxv] y (8) evitar «ir a los hospitales donde reciben tratamiento pacientes con la enfermedad del Ébola.»[lxxvi]

Dadas las mencionadas recomendaciones, ahora es *necesario contestar* la siguiente pregunta: ¿por qué es necesario que un ciudadano de a pie utilice equipos de protección para cubrir sus ojos, nariz, boca y oídos si vive dentro de una zona que ha sido afectada por una epidemia de ébola?

En primer lugar, porque esos equipos de salud y protección impiden que una persona lleve sus manos a sus ojos, nariz, boca y oídos. En segundo lugar, ya que «si un paciente sintomático con ébola (...) tose o estornuda sobre alguien, y su saliva o sus mocos entran en contacto con los ojos, la nariz o la boca de esa persona, estos fluidos pueden transmitir la enfermedad.»[lxxvii]

Y en tercer lugar porque la saliva, los mocos y las gotas de sudor de un paciente sintomático, al estar llenos del virus del Ébola, tienen la capacidad de contagiar a una persona si entran en *contacto con cortaduras o abrasiones* que tenga dicha persona.[lxxviii]

B. Contacto con animales infectados

Sobre el asunto de contraer el virus del Ébola mediante el contacto con animales no humanos que estén infectados, lo primero que debe saber es que el murciélago de la fruta, «los gorilas, los chimpancés, los puercoespines y los antílopes cargan el virus del Ébola.»[lxxix] Es por eso que, los brotes de ébola iniciados por el contacto con animales infectados han surgido en África, en donde habitan muchos de los mencionados animales no humanos.[lxxx]

Con relación al asunto de los perros y el virus del Ébola, lo primero que debe saber es que los *perros domésticos* «pueden ser infectados por el virus del Ébola y su (...) infección es asintomática.»[xxxi] Lo segundo que debe saber es que, no hay evidencias de que un ser humano pueda contagiarse con el virus del Ébola debido al contacto tradicional con un perro.

Ahora bien, lo antes dicho *no significa que un perro doméstico contagiado con el virus del Ébola* no sea un peligro para un ser humano. Digo eso ya que, según una investigación del **Instituto de Investigación para el Desarrollo de París**, un perro que esté infectado con el virus del Ébola puede «excretar el virus durante un periodo determinado, convirtiéndose así en una fuente potencial de infección para el ser humano.»[xxxii]

Dicho eso, ahora voy a realizar una breve observación con relación al murciélago de la fruta. Dicho murciélago es, por excelencia, la casa preferida del virus del Ébola. Eso significa que la carne de ese murciélago, que se come en algunos países (por ejemplo, en Guinea), es un gran foco de contagio.

De ahí que se diga, correctamente, que si una persona come carne de un murciélago de la fruta que tenga el virus del Ébola es altamente probable que termine en un hospital o, en el peor de los casos, en una bolsa para cadáveres.

Otro asunto que se debe conocer sobre el murciélago de la fruta es que, ese murciélago puede transmitir el virus del Ébola por medio de una mordedura. Es por eso que algunos animales no humanos que son cazados por los insignificantes seres humanos, al ser mordidos por los mencionados murciélagos, terminan con el virus del Ébola dentro de sus cuerpos. Y es por eso que, algunas personas han contraído el virus del Ébola al comer carne de un animal infectado con el virus del Ébola.[lxxxiii]

Terminada la observación con relación al murciélago de la fruta, ahora debo advertir que no es raro que un virus peligroso y contagioso viva dentro del cuerpo de un animal no humano. Recuerde que, gracias a la ciencia, sabemos que actualmente *«hay cientos de miles de virus desconocidos circulando entre los animales»* no *humanos.*[lxxxiv]

C. El virus no se transmite por el aire

Un virus, en apretada síntesis, es «un agente infeccioso celular que solo puede multiplicarse dentro de las células de otros organismos. Los virus infectan todos los tipos de organismos, desde animales y plantas, hasta bacterias y arqueas.»[lxxxv]

En el caso de los seres humanos y los virus lo primero que debe saber es que, «la mayoría de virus que infectan a los seres humanos se originan en la vida silvestre.»[lxxxvi] Lo segundo que debe saber es que, todo ser humano tiene dentro de su cuerpo algún virus. De hecho, las personas que se ven física y mentalmente sanas albergan, «en promedio, (...) unos cinco tipos de virus en sus cuerpos, según los investigadores de la **Escuela Universitaria de Medicina de Washington** en St. Louis, Estados Unidos.»[lxxxvii]

Otro dato que debe saber sobre los virus es que, tienen la capacidad de mutar. Y lo más delicado sobre eso es que, algunos de los virus más peligrosos también tienen la capacidad mutar.[lxxxviii] Eso es un asunto bien alarmante ya que esas mutaciones: (1) pueden provocar que algunos de los virus más letales aumenten su capacidad de contagio; y (2) pueden causar que un virus altamente peligroso sea más patógeno.

Dicho eso, ahora es necesario mencionar que el peligroso virus del Ébola es un virus: (1) que tiene la capacidad de mutar rápidamente;[lxxxix] y (2) *que «tiene siete genes.»*[xc] También es necesario mencionar que el virus del Ébola, al igual que el nocivo virus de Marburgo, es un virus de la familia Filoviridae y género Filovirus.[xci]

Otro dato que debe saber sobre el virus del Ébola es que, dicho virus «altera un tipo de células llamadas 'endoteliales' que recubren la superficie interior de los vasos sanguíneos y la coagulación.» Como consecuencia de esa severa alteración se dañan «los vasos sanguíneos, las plaquetas no son capaces de coagular y los pacientes sucumben a un *shock* hemorrágico que deriva en una pérdida muy grave de sangre.»[xcii]

Dicho eso, debe haber notado que líneas arriba escribí que el virus del Ébola tiene la capacidad de mutar. Pues buen, a pesar de eso es necesario advertir que el virus del Ébola «no se transmite a través del aire o el agua.»[xciii] También debe advertirse que son muy bajas las posibilidades de que el virus del Ébola mute de una manera tan drástica que, peligrosamente, termine teniendo la capacidad de transmitirse a través del aire.[xciv]

Por último, me parece atinado mencionar aquí que «no existe ninguna evidencia científica de que *los mosquitos puedan* transmitir el ébola.»[xcv]

D. Aviones y el virus del Ébola

El poderoso virus del Ébola, que ha sido creado por la indiferente naturaleza para matar rápidamente a los seres humanos, es un virus agresivo que «se descubrió por primera vez en la *República Democrática del Congo* en 1976.»[xcvi] Y, desde que dicho virus fue descubierto en África ha existido la preocupación de que una persona infectada se suba a un avión comercial y lleve el virus a otras partes del mundo.

Sobre dicha preocupación, debo mencionar que es válida. Ello, en primer lugar, porque no hay vacunas ni medicamentos cien por ciento efectivos para lidiar con *la enfermedad del Ébola*. También es válida la mencionada preocupación ya que el virus del Ébola «tiene un período de incubación de hasta 21 días, y los portadores podrían llegar a un país *semanas antes de desarrollar los síntomas*.»[xcvii]

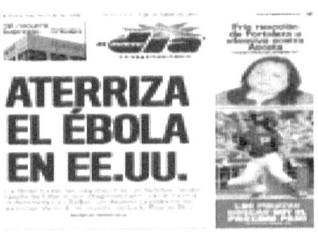

También se puede decir que la mencionada preocupación es legítima ya que, gracias a los aviones, barcos, helicópteros y trenes, vivimos dentro de un valle de lágrimas y preocupaciones que está tan interconectado que una peligrosa y contagiosa enfermedad (como la enfermedad del Ébola) que se origine en un país puede llegar a otro país en cuestión de horas.[xcviii]

Si tiene dudas sobre eso, recuerde el caso de Miguel Pajares. En ese caso lo que ocurrió fue que, en 2014, el sacerdote Pajares estaba trabajando en África y, a pesar de que se pasaba orándole a su *inventado e inexistente dios*, terminó gravemente enfermo como consecuencia de la fiebre hemorrágica del Ébola.[xcix]

Luego de unos días el enfermo sacerdote *fue trasladado a España,* que no había reportado ningún caso relacionado con el virus del Ébola, por medio de un avión. Como consecuencia de esa acción, el peligroso y poderoso virus del Ébola: (1) ingresó a España; (2) terminó en el cuerpo de una enfermera; y (3) consiguió las *primeras planas* de varios periódicos del quebrado y corrupto país europeo.

Otro caso que se puede utilizar como ejemplo está relacionado con un señor que se llamaba Thomas Eric Duncan. Digo eso ya que *el señor Duncan,* a pesar de que tenía el virus del Ébola dentro de su cuerpo, compró un boleto de avión y, desde el continente africano, viajó a los Estados Unidos de América. Como resultado de eso el señor Thomas Eric Duncan, que «comenzó a desarrollar los síntomas cuatro días después de su llegada al país», llevó el virus del Ébola a los Estados Unidos de América.

Es necesario mencionar que, desde que se descubrió el virus del Ébola también ha existido la preocupación de que una persona infectada se suba a un avión comercial y, al sentarse en la cerrada cabina, termine contagiando a todos los pasajeros. Dicha preocupación es válida ya que, un pasajero que tenga el virus del Ébola dentro de su cuerpo y *que tenga síntomas* puede ser «foco de transmisión» dentro de un avión comercial.

Ahora bien, lo antes dicho no significa que una persona que esté en la primera fase *(cuando el enfermo comienza a experimentar síntomas)* de la enfermedad del Ébola pueda contagiar a todos los pasajeros que estén dentro de un avión comercial. Recuerde que el sistema de ventilación de los aviones comerciales «permite filtrar el aire constantemente para contrarrestar bacterias y virus.»[xii]

También debe recordar que, según un análisis realizado (y dado a conocer en 2014) por expertos de los **Centros para el Control y Prevención de Enfermedades** (CDC, por sus siglas en inglés) de Estados Unidos de América, los riesgos de contraer el virus del Ébola dentro de un avión comercial «no son tan altos.»[xiii]

Como puede ver, las probabilidades de que todos los pasajeros de un avión comercial terminen con el virus del Ébola dentro de sus frágiles cuerpos debido a la presencia de un pasajero que esté en la primera fase de la enfermedad del Ébola «son limitadas.»[civ]

Ahora bien, lo antes dicho no significa que varios pasajeros no terminarán con el virus del Ébola dentro de sus cuerpos al viajar (en un avión comercial) junto a un pasajero que tenga síntomas de ébola. La realidad es que, algunos pasajeros terminarán infectados. Digo eso ya que, los baños de los aviones comerciales son (y pueden ser) focos de infección. A eso se suma que, dentro de un avión comercial «los virus y las bacterias se dispersan, como máximo, a un par de filas a ambos lados del portador.»[cv]

Explicado lo anterior creo que no está de más que mencione que, por lo regular, cuando la gente tiene conocimiento de que una *peligrosa y contagiosa enfermedad* está acabando con la vida de seres humanos en varios países, el ambiente dentro de las cabinas de los aviones comerciales suele ser tenso y paranoico. Por lo regular, los viajeros viajan con temor y «están alerta a los estornudos y la tos de otros pasajeros.»[cvi]

Y si toda esa sospecha y paranoia está relacionada con la enfermedad del Ébola, la tensión de los preocupados pasajeros llega a niveles máximos tan pronto se sientan en las incómodas butacas de los aviones comerciales. Eso no debe causar sorpresa ya que, además de la preocupación de que los aviones comerciales pueden sufrir *desperfectos mecánicos,* los pasajeros saben que «el virus del Ébola se transmite por contacto físico cercano con los infectados.»[cvii]

Tampoco debe causar sorpresa lo antes dicho ya que, cuando los viajeros piensan en la enfermedad del Ébola lo que están pensando es que no desean que sus frágiles cuerpos sean infectados (dentro de un avión comercial) por un perjudicial virus que, además de tener la rápida capacidad de aniquilar a un ser humano, suele causar debilidad, «fiebre, dolor muscular, dolor de cabeza, dolor de garganta», «vómitos», «diarrea» y hemorragias.[cviii]

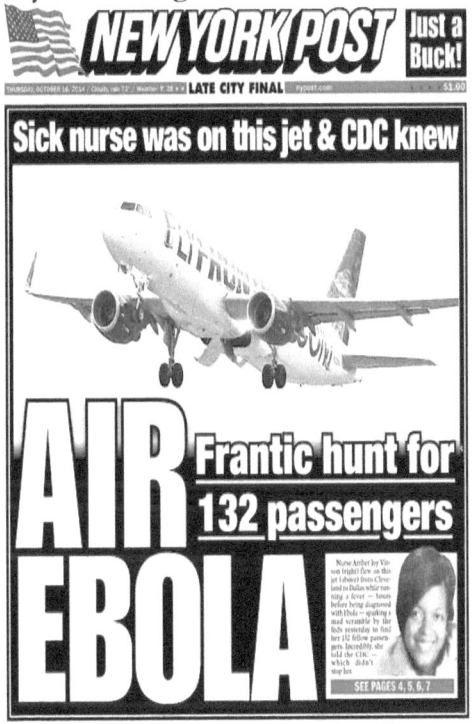

Por último, me parece atinado mencionar aquí que la *pequeña cabina de un avión comercial* (hablando sobre las probabilidades de contraer un virus contagioso y altamente letal) «no es más peligrosa que cualquier otro lugar donde se está en contacto con mucha gente, como por ejemplo el área de alimentos de un centro comercial.»[cix]

E. El muerto te puede matar

El poderoso virus del Ébola, que en 2014 consiguió alcanzar atención mundial «tras el contagio sufrido por víctimas occidentales»,[cx] tiene una sorprendente capacidad para dominar el sistema inmunológico de un ser humano. Eso se evidencia cuando uno sabe que las personas *que han fallecido como consecuencia de la enfermedad del Ébola, «por lo general, no desarrollaron una respuesta inmunitaria significativa al virus antes de morir.»*[cxi]

También sabemos que el eficaz y temido virus del Ébola, cuando se convierte en fiebre hemorrágica del Ébola, se especializada en causar muertes rápidas, dolorosas y horrendas. De hecho, muchas personas que mueren como consecuencia del poderoso ébola mueren: (1) *con un horrendo dolor;* y (2) como consecuencia de una *«hipotensión arterial (shock).»*[cxii] Mientras que *muchas otras personas,* también experimentando unos espantosos e intensos dolores, mueren «debido a las hemorragias que provoca» la mencionada enfermedad.[cxiii]

Dicho eso, es lógico pensar que una vez una persona muere ya no puede transmitir una enfermedad. Sin embargo, *el virus del Ébola es tan poderoso, agresivo y destructivo* que sobrevive dentro del cadáver de una persona.

Eso significa que, «si una persona murió de ébola su cuerpo tiene una alta carga viral» y puede contagiar a una persona.[cxiv] Es por eso que una persona, a menos que tenga el equipo de salud y protección recomendado, no debe tocar el cadáver «de una persona que haya muerto por la enfermedad del Ébola.»[cxv]

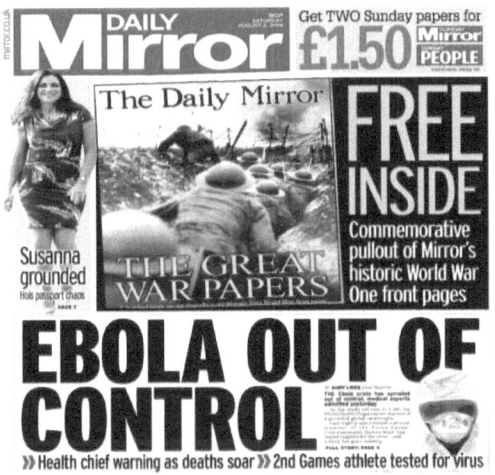

Lo dicho me ha hecho recordar lo que ocurrió, en algunos países africanos, durante la *gran epidemia de ébola de 2014*. En esos países, muchas personas terminaron con el virus del Ébola dentro de sus cuerpos después de «lavar a mano el cuerpo de un familiar muerto antes de su entierro.»[cxvi]

Otro asunto que debe tenerse en cuenta es que el *virus del Ébola* puede vivir, por corto tiempo, en fluidos de seres humanos que estén expuestos en el ambiente. Por eso es que, «la sangre y otros fluidos» de un cadáver tienen la capacidad de contagiar a una persona.[cxvii]

Debido a lo antes dicho se recomienda: (1) que los valientes individuos que manejen los cadáveres de las personas que hayan muerto por la enfermedad del Ébola utilicen equipos de salud y protección;cxviiiy (2) que no se efectúen *exámenes anatómicos en los cadáveres* de las personas que hayan muerto por la enfermedad del Ébola.

Dicho eso, estoy seguro de que usted le prestó mucha atención a lo que escribí sobre la capacidad que tiene el pernicioso virus del Ébola para sobrevivir fuera del cuerpo humano.

Pues bien, para una mayor comprensión sobre ese asunto comienzo indicando que, por medio de sus fluidos corporales, un infectado que presente síntomas relacionados con la enfermedad del Ébola: (1) tiene la capacidad de contagiar a otras personas hasta por veintiún días; y (2) tiene la capacidad para contaminar bienes hasta por veintiún días.cxix Por eso es que, los *contagiados que tienen síntomas relacionados con el virus del Ébola* deben ser colocados en zonas de aislamiento por veintiún días consecutivos.cxx

Sobre lo antes dicho en el punto número dos (contaminar objetos por medio de fluidos corporales que estén llenos de ébola), usted debe saber que el *virus del Ébola puede mantenerse activo unas cuarenta y ocho horas «en la ropa.»*cxxi También debe saber que, en *«circunstancias ideales,* el ébola puede mantenerse activo durante seis días» fuera del cuerpo humano.[cxxii]

De ahí la valiosa recomendación de que *la ropa de los infectados, los zapatos de los infectados,* los bienes personales de los pacientes y muchos equipos de protección y salud utilizados para atender situaciones relacionadas con el virus del Ébola sean incinerados de inmediato.[cxxiii]

Ahora debe saber que en circunstancia no ideales, *como dentro de una facilidad hospitalaria «con buenas prácticas de limpieza y desinfección»,* existe «un periodo de 24 horas como máximo conservador de tiempo de persistencia» del virus del Ébola *fuera del cuerpo humano.*[cxxiv] Es por eso que, como medida de precaución ya que el agua clorada puede destrozar al ébola, después de desinfectar con agua clorada una habitación o una zona de aislamiento se deben esperar unas veinticuatro horas.

Por todo lo anterior se recomienda que los sacos para guardar cadáveres, los féretros y los *peligrosos cadáveres* de las personas que hayan muerto por la enfermedad del Ébola –a pesar de existir formas seguras para enterrarlos–, sean destrozados en los incineradores. También se recomienda que, sin dilación alguna, se utilicen los incineradores para destrozar todos los *bienes hospitalarios «que pudieran estar contaminados con la enfermedad.»*[cxxv]

Aunado a lo anteriormente expuesto está la recomendación de que, en caso de que una persona sucumba por culpa de la enfermedad del Ébola, no se realicen actos funerarios con el nocivo cuerpo presente. Habida cuenta de que, *las actividades fúnebres que se realicen con el nocivo cadáver «de un fallecido por ébola» son potencialmente peligrosas.* De hecho, las personas que estén en dichas peligrosas actividades tienen un *altísimo potencial de terminar con el virus del Ébola* dentro de sus cuerpos «si tienen contacto directo con el cuerpo del muerto.»[xxvi]

Es necesario mencionar, por último, que toda muerte relacionada con la enfermedad del Ébola debe ser exclusivamente manejada por el Gobierno. Es decir, el cadáver de una persona que haya muerto por culpa del ébola debe ser manejado por empleados públicos que tengan experiencia y que, debido a lo dicho sobre la *peligrosidad de los fluidos, utilicen equipos protectores.*

Además, la decisión de *cremar o enterrar el cadáver* también debe ser una decisión exclusiva del Gobierno. Eso significa que la familia de ese peligroso muerto no puede tener, por ser un asunto que puede afectar la seguridad nacional, ningún tipo de poder decisional sobre el manejo del infectado cadáver.

Menciono lo anterior ya que, gracias a lo que se ha experimentado por medio de la gran epidemia de ébola de 2014, los familiares y amigos de las personas que mueren como consecuencia del virus del Ébola: (1) no tienen los conocimientos para adecuadamente manejar cadáveres infectados; y (2) suelen terminar con el virus del Ébola dentro de sus cuerpos por no saber manejar cadáveres infectados.[cxxvii]

F. El ser querido te puede matar

Si un país es duramente azotado por una epidemia relacionada con el virus del Ébola, la gente tiene que confiar en la ciencia y debe evitar los sentimentalismos. Es por eso que una persona que viva en un país devastado por una epidemia relacionada con el virus del Ébola tiene, entre otras obligaciones, la obligación de notificar a las autoridades *si tiene motivos fundados para creer que un miembros de su familia cercana* tiene el virus del Ébola dentro de su cuerpo. Ello, a fin de que los expertos y doctores: (1) atiendan a ese familiar en una facilidad hospitalaria; y (2) puedan realizar las investigaciones de salud que correspondan.

Lo que no se debe hacer es pensar que, *una persona que esté enferma* como consecuencia del virus del Ébola pueda ser atendida en la casa por medio de cuidados domésticos. Muchas son las razones por las cuales no se puede pensar de esa manera. La primera de ellas está relacionada con el hecho de que, los hogares y los cuidados domésticos y tradicionales no sirven para lidiar con la enfermedad del Ébola.

Recuerde que un enfermo que tenga ébola necesita recibir ayuda profesional ya que: (1) se deshidrata; y (2) necesita «rehidratación por *vía intravenosa u oral* con soluciones que contengan electrolitos.» Tampoco se puede olvidar que un enfermo que tenga ébola: (a) necesita estar en observación por parte de profesionales de la salud que tengan experiencia; y (b) necesita recibir medicamentos para que pueda lidiar con «la fiebre y los dolores.»ᶜˣˣᵛⁱⁱⁱ

Otra razón por la cual *los cuidados domésticos y tradicionales no sirven* para ayudar a un enfermo que esté sufriendo por culpa de la *enfermedad del Ébola* es que, dicho enfermo puede contagiar –y posiblemente matar– a todas las personas que de buena fe le estén cuidando en el hogar. De ahí que, correctamente, se diga que «familiares y amigos de personas con la *enfermedad del Ébola*» tengan el mayor riesgo de terminar *contagiadas.*ᶜˣˣⁱˣ

Digo eso ya que una persona que tenga la enfermedad de Ébola, una vez haya pasado el corto periodo de incubación y haya comenzado a manifestar los primeros síntomas (en especial la fiebre y los dolores corporales) se convierte en un gran foco de contagio.ᶜˣˣˣ Es por eso que, *acciones domésticas y familiares* como dar besos, dar abrazos, «dar la mano o compartir un vaso o los cubiertos son potencialmente contagiosas.»[cxxxi]

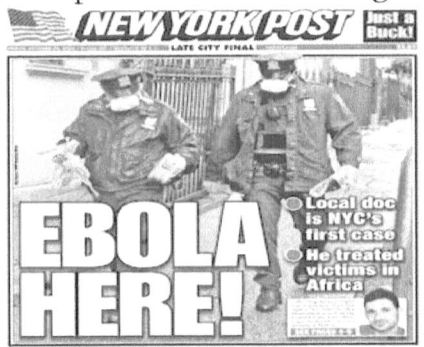

A eso se suma que, los familiares de una persona que esté sufriendo por culpa del ébola no suelen tener los conocimientos para lidiar con un caso relacionado con dicha enfermedad. De hecho, el desconocimiento de los familiares es tan grande que no suelen tener las gafas, los guantes, las mascarillas, las guías ni la «ropa hospitalaria» recomendada para bregar con su contagioso y enfermo familiar.[cxxxii]

Además, la persona que imbécilmente piensa que pueden cuidar en el hogar a un *quejumbroso y contagioso familiar que esté sufriendo por culpa de la enfermedad del Ébola,* aunque haya adquirido los equipos de salud y protección que recomiendan los expertos, no suele conocer ni dominar las técnicas existentes para ponerse, quitarse, almacenar y correctamente limpiar los mencionados equipos. Y eso, apreciado leyente, es un asunto bien peligroso.

Digo eso ya que *cometer un error al ponerse, quitarse, limpiarse y almacenarse un equipo de salud y protección* que haya sido utilizado para lidiar con una situación relacionada con el virus del Ébola, puede ser mortífero para el cuidador, para los familiares y amigos del cuidador y, sobre todo, para los amigos y familiares del enfermo.

Otro dato que sostiene la tesis de que la familia no sirve para cuidar a un paciente que esté sufriendo *como consecuencia de la enfermedad del Ébola* es que, muchos temerosos y desesperados familiares y amigos creen que se le puede ganar al ébola por medio de jarabes, mejunjes caseros, suplementos vitamínicos de dudosa calidad y, *en los casos más irracionales,* por medio de productos dizque milagrosos.

Lo antes dicho, que es una situación que puede poner en peligro la salud y la vida del paciente (al igual que la vida y la salud de los familiares), no debe ser un asunto que cause extrañeza. Habida cuenta de que, «durante situaciones de *brotes epidémicos* siempre aparecen productos fraudulentos que prometen curar o prevenir una enfermedad.»xxxiii

En fin, las personas que vivan en una zona afectada por un brote o una epidemia relacionada con el virus del Ébola tienen que entender que, no pueden cuidar en sus propios hogares a familiares que estén sufriendo como consecuencia *de la enfermedad del Ébola* ya que «el más mínimo error puede ser fatal.»xxxiv

Esas mismas personas, además, tienen que entender que no pueden cuidar dentro de sus propios hogares a contagiosos y adoloridos familiares que estén sufriendo por culpa del ébola ya que, a pesar de las buenas intenciones, *esas residencias se convertirán «en unas incubadoras de la enfermedad.»* Dando lugar a que todas ellas acaben consiguiendo una terrible infección y, probablemente, una «muerte segura.»xxxv

He mencionado y discutido todo lo anterior para poder decir que, como ha enseñado la gran epidemia de ébola de 2014, uno de los más preocupantes problemas *cuando surge una epidemia relacionada con una enfermedad peligrosa, mortal y contagiosa* es que, muchos imbéciles terminan contagiados e infectando a otras personas ya que: (1) no les informan a las autoridades sobre el hecho de que uno o varios de sus familiares (y lo dicho aumenta si son casos relacionados con niños) tienen síntomas relacionados con la peligrosa enfermedad; y (2) piensan que pueden ayudar a sus infecciosos familiares por medio de remedios caseros y productos ineficaces.xxxvi

Capítulo dos
Lidiando con el virus del Ébola

I. Personas valientes y entrenadas
A. Personas valientes

No toda persona está capacitada para trabajar con el virus del Ébola. Para trabajar con ese virus, que está en la lista de los virus más peligrosos para la raza humana, hace falta gente valiente que esté dispuesta a morir.

Digo eso ya que el virus del Ébola es tan peligroso que, desde que apareció, se ha especializado en la muerte de religiosos, *soldados,* policías, voluntarios, *«médicos y enfermeros»* que luchan en su contra.[cxxxvii]Prueba de ello es que, durante la epidemia de 2014, la enfermedad del Ébola no mostró compasión cuando mató a unos «prominentes doctores en Sierra Leona y Liberia.»[cxxxviii]

También hace falta gente valiente para enfrentarse al virus del Ébola ya que, aunque sobreviva para contarlo, una persona infectada únicamente le puede ganar al ébola mediante una dura e intensa batalla. La mejor evidencia sobre eso es el caso de un valiente y ejemplar médico estadounidense (llamado Kent Brantly) que, después de terminar con el virus del Ébola dentro de su flaco y frágil cuerpo, tuvo que sostener una dura batalla para (en 2014) poder ganarle a la enfermedad del Ébola.[cxxxix]

Tengo que hacer un paréntesis para poder decir que, el valiente doctor Kent Brantly le ganó al virus del Ébola ya que: (1) tenía un *sistema inmune* robusto; (2) recibió un adecuado cuidado médico; y (3) recibió ayuda por parte de un fármaco experimental llamado ZMapp.

Aprovecho el paréntesis para escribir, además, que el *suero experimental llamado ZMapp* es, en apretada síntesis, una «combinación de tres anticuerpos monoclonales que se unen al virus para que el sistema inmune [del infectado] pueda identificarlo y neutralizarlo.»[cxl]

Cerrado el paréntesis ahora le digo a usted que, otra razón por la cual hace falta gente valiente —en especial profesionales de la salud que sean desinteresados, *valientes y comprometidos*— para enfrentarse cara a cara contra el virus del Ébola es que, como dijo el **Dr. Sheik Umar Khan** —uno de los pocos expertos (con vasta experiencia de campo) que tenía el mundo con relación al virus del Ébola—, dicho virus es tan agresivo y peligroso que el «riesgo» de terminar hospitalizado o muerto está presente aunque se utilice «el traje protector completo.»[cxli]

Buena evidencia sobre lo manifestado por el Dr. Sheik Umar Khan es que, en Estados Unidos de América, una enfermera (en 2014) arrojó un resultado *positivo a ébola* aun cuando utilizó uniforme protector completo cuando participó en la atención de un paciente que murió a causa del virus en un hospital.»[cxlii]

Debido a todo eso es sumamente difícil conseguir *voluntarios y profesionales de la salud (sin interés económico)* que tengan los entrenamientos, las experiencias de campo, los conocimientos y la valentía para, todos los días, caminar dentro de una zona pobre, desconocida y hambrienta que esté siendo devastada por una nociva epidemia: (1) relacionada con un virus con la capacidad de matar a un ser humano en días; y (2) que tenga la capacidad de rápidamente matar a cinco (o más) de cada diez infectados.

Tengo que decir que, uno se sorprende al saber lo anterior. Digo eso ya que dentro de este pequeño, insignificante y contaminado planeta abundan los profesionales de la salud, *entre ellos catedráticos que ganan jugosos salarios* y que conducen autos costosos, que dicen en charlas, conferencias y en salones de clase que ellos (supuestamente) se preocupan por la salud y la seguridad de los seres humanos.

Ahora bien, lo más que sorprende es saber que la labor de conseguir voluntarios sin experiencia en el campo de la salud para que, con la tarea de auxiliar a los profesionales de la salud en ciertas tareas importantes (como, por ejemplo, en la *incineración de objetos contaminados*), caminen entre enfermos, muertos y muestras contaminadas es tan difícil que, a pesar de saber que algunos de sus parientes viven dentro de las zonas devastadas por la epidemia de ébola, la mayoría de las personas nacidas en las zonas devastadas y que en algún momento (antes de la epidemia) emigraron no suelen ofrecerse para trabajar como voluntarios.[cxliii]

Lo dicho me ha hecho recordar lo que ocurrió (y está ocurriendo) en Liberia durante la gran epidemia de ébola de 2014. Allí, a pesar de que el virus del Ébola estaba fastidiando a las *personas naturales y jurídicas,* fueron poquísimos los liberianos que vivían en el extranjero que fueron vistos por la calles de Liberia ayudando en la guerra contra el virus del Ébola.[cxliv]

Por último, tengo que decir que no todo es negativo. Digo eso ya que siempre aparecen –aunque no la cantidad necesaria– voluntarios no relacionados con la salud y voluntarios relacionados con la salud que, a pesar de saber todo lo anterior, valientemente se ofrecen para luchar contra el virus del Ébola o contra virus de igual potencia.

Prueba de ello es que, «desafiando la virulencia y la rápida expansión del virus del *Ébola que afecta a África occidental»,* hay médicos, científicos, estadísticos, técnicos de laboratorio y personal de apoyo que, libre y valientemente, están trabajando en la mencionada zona para, mientras otros están follando y cagando dentro de sus cómodas casas en el extranjero, tratar de acabar con la epidemia del ébola.[cxlv]

B. Personas entrenadas

Trabajar directamente con el virus del Ébola es un asunto tan «complicado», peligroso y tenso que, se mire como se mire, el más mínimo error puede ser fatal y peligroso.[cxlvi] Por eso no debe causar sorpresa el hecho de que muchos profesionales de la salud y muchos catedráticos que imparten cursos relacionados con la salud, debido al miedo y «a la presión familiar», tomen la decisión de no trabajar en *situaciones relacionadas* con el virus del Ébola.[cxlvii]

Por ser un asunto peligroso, complicado, tenso y espantoso, es que se recomienda que todo profesional de la salud que sea asignado a trabajar en situaciones relacionadas con el virus del Ébola, *particularmente en facilidades hospitalarias:* (1) sea valiente; (2) tenga los entrenamientos adecuados; y (3) sea una persona que tenga *experiencia en el manejo de situaciones* relacionadas con uno o varios de esos odiosos virus que pueden matar (en días) a un ser humano.

De ahí que un buen protocolo de salud pública mencione: (1) que no se pueden utilizar novatos para atender casos relacionados con el ébola; y (2) que solamente profesionales de la salud calificados y entrenados pueden atender casos *(confirmados o sospechosos)* relacionados con la enfermedad del Ébola dentro de una facilidad hospitalaria.

De no hacerse lo anterior se corre el riesgo de que unos profesionales inexpertos cometan, dentro de las facilidades hospitalarias, unas imbecilidades médicas que puedan poner en peligro la vida y la salud de los pacientes y, peor todavía, de la gente que viva cerca de las facilidades hospitalarias.

Un buen ejemplo que demuestra que es peligroso permitir que un inexperto profesional de la salud trabaje con casos relacionados con el virus del Ébola proviene desde el estado de Texas, Estados Unidos de América. Allí, en 2014, un ser humano llamado Thomas Eric Duncan acudió al Hospital Presbiteriano de Dallas ya que: (1) se sentía mal de salud; (2) tenía el virus del Ébola dentro de su cuerpo; y (3) demostraba síntomas claros *(entre ellos fiebre)* relacionados con la enfermedad del Ébola.

Sin embargo, a pesar de que el señor *Thomas Eric Duncan* presentaba claros síntomas relacionados con la enfermedad del Ébola, los inexpertos y negligentes médicos «le recetaron antibióticos y le dieron el alta. Pasaron otros dos días más hasta que fuese ingresado en aislamiento, por lo que durante 48 horas pudo contagiar a centenar de personas.»[cxlviii]

Cabe mencionar que, como consecuencia de dicha negligencia e imbecilidad médica: (1) el señor Duncan recibió un tratamiento tardío; (2) el señor Duncan murió como consecuencia del Ébola; y (3) *se demostró* que la inmensa mayoría de los médicos y enfermeras que laboran en los hospitales de EUA necesitan ser entrenados ya que no saben bregar con casos relacionados con *virus de igual o mayor potencia que el virus del Ébola.*[cxlix]

Otro ejemplo que me sirve como evidencia para probar lo que he indicado proviene desde África occidental. Allí, como es sabido, hay una epidemia relacionada con el virus del Ébola. Dicha epidemia es tan seria que, además de ser «un evento extraordinario», si los expertos no logran contenerla a tiempo se puede convertir en «un riesgo para la salud pública de otros Estados.»[cl]

Pues bien, cuando surgieron los primeros casos relacionados con dicha *peligrosa epidemia,* la mayoría de los pocos profesionales de la salud que trabajaban en África occidental no tenían idea de que estaban lidiando con el poderoso virus del Ébola. De hecho, el desconocimiento era tan grande que era normal que personas con claros síntomas de la *enfermedad del Ébola* fueran tratadas como si tuvieran otras enfermedades. Como consecuencia de esa *gran negligencia médica,* muchísimos enfermos esparcieron el virus del Ébola por doquier.[cli]

Como ha podido ver, cuando se tiene conocimiento de que en alguna parte de este *pequeño e insignificante planeta* hay una epidemia relacionada con el virus del Ébola, todos los hospitales tienen que tener empleados (en especial enfermeras graduadas) que, debido al entrenamiento y a la experiencia, sepan trabajar con situaciones relacionadas con la enfermedad del Ébola.

Ahora bien, lo más importante es que esos profesionales de la salud estén bien entrenados para que sepan detectar, rápidamente, un caso relacionado con la enfermedad del Ébola. Digo eso ya que, para peligro de la humanidad, este planeta está lleno de médicos y enfermeras graduadas que no tienen los conocimientos ni los entrenamientos para correctamente detectar un posible caso de ébola tan pronto ingresa a una facilidad hospitalaria.[clii]

Ahora bien, es justo señalar que no es fácil detectar que un paciente que haya entrado por sus propios pies a un hospital tenga el virus del Ébola dentro de su cuerpo. Digo eso ya que, durante la primera fase de la *enfermedad del Ébola,* los síntomas que presenta el enfermo son muy «similares a otras enfermedades.» [cliii] A eso se suma que el poderoso virus del Ébola, debido a las mutaciones, es tan escurridizo que tiene la capacidad burlar *(por medio de resultados negativos)* las pruebas de laboratorio. [cliv]

Ya que mencioné que la enfermedad del Ébola tiene fases, no está de más que abunde sobre ese asunto. Comienzo diciendo que una vez pasa el *periodo de incubación,* la enfermedad del Ébola tiene dos fases. Durante la primera fase, que tiene «un grado de infectividad bajo», los síntomas que presenta el paciente se parecen a los síntomas que están relacionados con otras enfermedades. [clv] Así, por ejemplo, durante esa primera fase *aparece la fiebre, el dolor muscular,* el dolor de garganta y la debilidad. [clvi]

En la segunda fase, en donde el grado de infectividad es alto, la enfermedad del Ébola se manifiesta con toda fuerza. [clvii] Digo eso porque en esa segunda fase, en donde el enfermo debe estar en una facilidad hospitalaria, aparecen «los vómitos, la diarrea y, en muchos casos, las hemorragias tanto internas como externas.» [clviii]

Es necesario mencionar, por último, que no solo es necesario contar con profesionales de la salud que sean valientes y que hayan sido debidamente entrenados por profesionales que hayan adquirido buenas experiencias manejando casos relacionados con virus de igual o mayor potencia que el virus del Ébola.

También es necesario que toda facilidad hospitalaria tenga profesionales de la salud (en especial enfermeras) obedientes que respeten los protocolos sobre el tratamiento hospitalario de enfermos de ébola. Digo eso ya que, pese a quien pese, «*el tratamiento hospitalario de enfermos de ébola requiere seguir unos protocolos de seguridad* bien establecidos y que son fundamentales para que el virus no pase las barreras de contención.»[clix]

II. Equipos de salud y seguridad

El virus del Ébola, a diferencia de otros virus peligrosos, *tiene la capacidad de atemorizar a los seres humanos* de una manera sorprendente. Prueba de ello es que en los Estados Unidos de América, cuando se informó que en el estado de Texas había muerto una persona como consecuencia del mencionado virus, los niveles de «temor» relacionados con muertes causadas por enfermedades llegaron a niveles altísimos.[clx]

Ahora bien, lo más sorprendente sobre el temor que le tiene la gente al virus del Ébola es que, dicho temor suele expandirse «más rápido que la propia enfermedad.»[clxi] Un buen ejemplo sobre eso proviene desde el pobre y aburrido estado de Misisipi, Estados Unidos de América. Allí, a pesar de que nunca se ha reportado un caso relacionado con el virus del Ébola, varios padres no enviaron a sus hijos a una escuela cuando se enteraron de que, en 2014, el director escolar había viajado a un país libre de ébola llamado la República de Zambia.

Cabe mencionar que la Republica de Zambia, un país sin salida al mar que está ubicado *en el centro-sur del enorme continente africano,* es un país africano: (1) que al momento de ocurrir la situación en la escuela estadounidense no había reportado ningún caso relacionado con la epidemia de ébola que estaba castigando a varios países de África occidental; y (2) que está *«a miles de kilómetros* de las zonas afectadas» por la gran epidemia de ébola de 2014.[clxii]

En este punto, como parte de la tesis de que el temor se extiende más rápido que la enfermedad, resulta adecuado mencionar que el temor hacia la enfermedad del Ébola es un asunto tan sorprendente que uno puede ver que millones de personas, imaginariamente, suelen llevar el virus del Ébola a zonas: (1) que están libres de casos relacionados con la enfermedad del Ébola; y (2) que están bien lejos de zonas que han reportado situaciones relacionadas con la enfermedad del Ébola.

Lo dicho, además de confirmarse por medio del ejemplo que escribí sobre la escuela estadounidense, se puede confirmar cuando uno analiza lo que ha estado ocurriendo con el turismo en los países africanos que están bien lejos de *(Guinea, Nigeria, Sierra Leona y Liberia)* los países afectados por la epidemia de ébola.

Digo eso ya que, cuando se mencionó que había *una epidemia relacionada con la enfermedad del Ébola en África occidental,* la cantidad de turistas procedentes de países europeos, asiáticos y anglosajones disminuyó notablemente en los países africanos que estaban: (1) libres de ébola; y (2) lejos de la epidemia de ébola.[clxiii]

De ahí que se pueda decir, con precisión, que la enorme capacidad que tiene el virus del Ébola para provocar temor *infundado y fundado* puede desalentar el turismo en países, estados y ciudades que, además de estar libres de casos relacionados con la enfermedad del Ébola en humanos, *estén lejos de países, estados o ciudades que hayan reportado casos relacionados con el ébola.*

Es justo señalar, teniendo lo anterior en mente, que es comprensible que una persona común y corriente sienta algo de temor cuando piense en el virus del Ébola. Digo eso ya que el ciudadano común y corriente: (1) puede leer y ver los daños físicos y psicológicos que produce la enfermedad del Ébola; (2) no tiene los *entrenamientos adecuados;* (3) suele ver películas relacionadas con epidemias y pandemias; y (4) sabe que los profesionales de la salud sienten temor cuando saben que tienen (o tendrán) que atender situaciones relacionadas con el ébola.

Sobre lo antes dicho en el punto cuatro debo mencionar, en primer lugar, que el miedo al virus del Ébola por parte de profesionales de la salud ha salido de África y ha llegado a todos los rincones del planeta.[clxiv] Es por eso que, tanto en China como en Puerto Rico, abundan los profesionales de la salud que, a pesar de que nunca han atendido una situación relacionada con el virus del Ébola y a pesar de que han sido universitariamente educados, le tienen miedo al virus del Ébola.

Es preciso tener en cuenta, sobre el miedo que sienten los profesionales de la salud, que es comprensible que los profesionales de la salud que trabajen en facilidades hospitalarias le tengan miedo al poderoso virus del Ébola. Esos profesionales de la salud saben que ellos pueden terminar infectados si, al atender situaciones *relacionadas con la enfermedad del Ébola,* cometen un error. También saben que pueden terminar infectados y aislados si cometen un error al utilizar los trajes y equipos de salud y seguridad.

Ahora bien, lo más sorprendente sobre el miedo que sienten los profesionales de la salud que trabajan en facilidades *hospitalarias* que están lejos de las zonas que tradicionalmente han sido duramente azotadas por el ébola es que, se ha convertido en pánico paralizador. A extremo de que muchos profesionales de la salud, una vez escucharon que «los trabajadores sanitarios son uno de los grupos de mayor riesgo» de terminar infectados y muertos como consecuencia del ébola,[clxv] *han expresado que no trabajarán en situaciones* relacionadas con dicho virus.

Dicho eso, es necesario aclarar que –si uno tiene en cuenta la enorme cantidad de profesionales de la salud que actualmente respiran y sueñan– son pocos los profesionales de la salud *que han expresado razones injustificadas* para no trabajar en situaciones relacionadas con la enfermedad del Ébola.

La inmensa mayoría de los profesionales de la salud, que saben que el poderoso virus del Ébola es tan potente que ellos podrían terminar infectados al atender situaciones relacionadas con el manejo de desechos y con la limpieza de las zonas de aislamiento, sí están dispuestos a arriesgar sus vidas.[clxvi]

Ahora bien, el hecho de que la inmensa mayoría de los profesionales de la salud estén dispuestos a enfrentarse cara a cara contra el virus del Ébola cuando llegue el momento, no significa que tengan que enfrentarse al virus del Ébola sin los equipos de protección y salud que recomiendan los profesionales de la salud que han trabajado en situaciones relacionadas con la enfermedad del Ébola *en el vasto continente africano y/o en laboratorios con un nivel de bioseguridad cuatro.*

Recuerde que enfrentarse cara a cara con el virus del Ébola sin el equipo de seguridad, al igual que enfrentarse con un equipo de salud y seguridad deficiente, es una segura sentencia de hospitalización y, dependiendo de la fuerza de la cepa, de muerte. También es harto conocido dentro de la comunidad médica que, para evitar la propagación del virus del Ébola «resulta vital contar con una dotación de *equipos de protección personal* para los trabajadores de la salud.»[clxvii]

Es por eso que, gústenos o no, fue correcto lo que hicieron varios profesionales de la salud que, en 2014, estaban batallando contra el virus del Ébola en África occidental. Dichos profesionales tomaron la correcta decisión de dejar de trabajar ya que, *teniendo motivos fundados* para creer que sus vidas estaban en inminente peligro de muerte: (1) no tenían los equipos de salud y seguridad recomendados; y (2) no tenían los productos de limpieza recomendados para matar al virus del Ébola.[clxviii]

Por eso es que, pese a quien pese, todo profesional de salud puede negarse a trabajar en situaciones relacionadas con el virus del Ébola a menos que haya recibido por parte de su jefe, por lo menos, varias «mascarillas con respirador FFP2», *varios paquetes de «guantes» protectores* (se tienen que usar guantes dobles), varias batas desechables e impermeables «de manga larga que cubran la ropa hasta los pies o equivalente», *unos zapatos que sean impermeables o con «cobertura equivalente»* y una «máscara facial o gafas.»[clxix]

A eso se suma que todo trabajador de la salud, que sabe que puede terminar infectado y fastidiado al bregar con pacientes que estén sufriendo como consecuencia del ébola, puede negarse a trabajar en situaciones relacionadas con virus de igual o mayor potencia que el virus del Ébola *si, por parte de peritos con vasta experiencia, no recibe entrenamientos adecuados.*[clxx]

Como ha podido ver, comencé hablando sobre el miedo al virus del Ébola y terminé con el asunto de los equipos de salud y seguridad requeridos *(deben ser nivel cuatro)* para lidiar con virus peligrosos y contagiosos que, en cuestión de días, pueden matar a un ser humano.

Pues bien, hice todo eso para poder decir que los niveles de estrés y miedo disminuyen significativamente en un profesional de la salud si dicho profesional, después de haber recibido varios entrenamientos, sabe que está utilizando los equipos de salud y seguridad recomendados para atender casos relacionados con el ébola.[clxxi]

Ahora bien, lo antes dicho no significa que un adiestrado y protegido profesional de la salud no tendrá miedo ni estrés al lidiar con situaciones relacionadas con la enfermedad del Ébola. Recuerde que la enfermedad del Ébola es tan peligrosa y contagiosa que, al lidiar con ella: (1) siempre habrá miedo, respeto y estrés; y (2) se recomienda que exista un poco de miedo y estrés.

De hecho, los valientes y experimentados profesionales de salud que diariamente bregan con situaciones relacionadas con la enfermedad del Ébola (y con otras condiciones) siempre manifiestan que, *sienten que sus niveles de estrés aumentan cuando tienen que extraer «sangre»* de un paciente que está sufriendo como consecuencia de la enfermedad del Ébola.[clxxii]

Por último, no puedo cerrar esta sección del libro sin hablar sobre los policías y soldados. Sobre ese asunto tengo que decir que, *todo policía y todo soldado* que sea llamado a trabajar en una zona infestada por el virus del Ébola también tiene que estar equipado con un buen equipo de protección personal. A eso se suma que todo policía y soldado que sea utilizado para asegurar perímetros, residencias y zonas de cuarentena que estén relacionadas con el virus del Ébola, no puede trabajar en esos peligrosos lugares a menos que tenga un buen equipo de protección personal.clxxiii

Es por eso que *es ilegal, imbécil e irrazonable* ordenarle a un agente del orden público que, sin tener un buen equipo de protección personal, brinde seguridad y protección dentro de una zona infestada por el virus del Ébola.

III. Hospitales apropiados
A. Equipos y personal adecuado

Sabemos que *los monos humanos (llamados seres humanos),* los primates no humanos y los murciélagos de la fruta han sido los animales que, regularmente, «se han asociado con más frecuencia al virus del Ébola.»clxxiv

También sabemos que *los monos humanos* que han contraído el virus del Ébola, pueden aumentar sus posibilidades de sobrevivencia si acuden a tiempo a una facilidad hospitalaria. Y también sabemos que, *para evitar que un brote de ébola que afecte a los monos humanos* se convierta en una peligrosa epidemia es necesario que la gente enferma acuda a las facilidades hospitalarias.clxxv

Ahora bien, la dura y fría realidad nos ha demostrado que la mayoría de las facilidades hospitalarias no tienen los recursos *ni el personal experimentado* para adecuadamente manejar casos relacionados con la enfermedad del Ébola.

Prueba de ello es que varios informes han demostrado que los hospitales que operan en los Estados Unidos de América, sin contar las pocas excepciones, «no cuentan con personal adecuadamente formado»: (1) para «combatir» la enfermedad del Ébola; (2) ni para atender múltiples casos relacionados con la enfermedad del Ébola.[clxxvi] A eso se suma que varios análisis, haciendo las sumas y las restas, han demostrado que los hospitales que operan en *Europa, Asia Latinoamérica y en el Caribe* no tienen los recursos para atender múltiples casos relacionados con la enfermedad del Ébola.[clxxvii]

En el caso de *las facilidades hospitalarias* que operan en el vasto continente africano, se sabe que la inmensa mayoría no tienen los *recursos* ni los profesionales para adecuadamente lidiar con situaciones relacionadas con la enfermedad del Ébola.[clxxviii] Y tenga en cuenta que, cuando digo que no tienen los recursos eso incluye el hecho de que algunas no tienen ni recursos básicos.

Prueba de ello es que en algunas *facilidades* hospitalarias de «África occidental»,[clxxix] cuando comenzó la gran epidemia de ébola de 2014, los valientes y ejemplares profesionales de la salud *atendían a los enfermos de ébola* «sin agua corriente.» Otra buena prueba es que en Guinea, el país en el que comenzó la gran epidemia de ébola de 2014, la mayoría de las facilidades hospitalarias no tenían suficientes guantes protectores.^{clxxx}

También recuerdo que muchas facilidades *hospitalarias en Sierra Leona, Liberia y Guinea,* por no tener los recursos necesarios, se convirtieron en unos tristes y tenebrosos lugares en donde la mayoría de los pacientes, en vez de encontrar ayuda, obtenían *una muerte dolorosa y segura.*^{clxxxi}

Y no puedo olvidar, por ser horripilante, lo que ocurrió en Liberia. Allí, en 2014, las facilidades hospitalarias no tenían las medicinas, las camas, ni los recursos para atender a todos los adoloridos enfermos que estaban sufriendo por culpa de la enfermedad del Ébola. Debido a eso, muchos enfermos que estaban sufriendo por culpa de la enfermedad del Ébola tuvieron que morir en las sucias y pestilentes calles. Y lo más triste sobre eso fue que, muchos de esos muertos eran menores de edad.^{clxxxii}

Ahora bien, es justo señalar que los virus contagiosos, letales y peligrosos que tienen la capacidad de matar en cuestión de días no son fáciles de manejar. Es por eso que, por ejemplo, en el mundo hay apenas «cinco laboratorios» que están certificados para manejar *virus de igual o mayor peligrosidad* que el virus del Ébola.^{clxxxiii}

También es justo indicar, al examinarse el asunto de una manera global, que la inmensa mayoría de los profesionales de la salud que trabajan en facilidades hospitalarias no tienen la exclusiva culpa de que *no tengan los conocimientos,* los entrenamientos ni las experiencias para *apropiadamente manejar* situaciones relacionadas con virus de igual o mayor peligrosidad que el virus del Ébola.

Ello, ya que: (1) no es común –*recuerde que la inmensa mayoría de los profesionales de la salud se retiran sin atender situaciones relacionadas con virus de igual o mayor potencia que el virus del Ébola*– que los profesionales de la salud que trabajan en los hospitales atiendan situaciones relacionadas con dichos letales y rápidos virus; y (2) los estudios universitarios no suelen cubrir ampliamente el manejo de casos relacionados con virus de igual o mayor peligrosidad que el virus del Ébola.

Todo lo dicho viene a cuento para poder decir que la gran epidemia de ébola de 2014 demostró que, a pesar de que alrededor del mundo hay miles de hospitales y laboratorios, siempre es necesario tener hospitales equipados y profesionales entrenados y experimentados porque «las amenazas a la salud global no han terminado.»[clxxxiv] *También demostró la mencionada epidemia* que, a pesar de que cada vez hay más profesionales de la salud, «no estamos exentos de padecer catástrofes o epidemias.»[clxxxv]

Además, la epidemia de ébola de 2014 demostró que es necesario que los hospitales y los laboratorios tengan personal adiestrado y experimentado para lidiar con situaciones relacionadas con virus *de igual o mayor peligrosidad* que el virus del Ébola.

Ahora bien, sabiendo que lidiar con situaciones relacionadas con los mencionados virus *es sumamente difícil,* estresante y peligroso –y reconociendo que no todos los hospitales y laboratorios pueden tener las capacidades y los recursos para manejar virus de igual o mayor potencia que el virus del Ébola–, lo menos que debe hacer cada país es construir y habilitar una gran facilidad hospitalaria (con capacidad de atender cientos de casos a la misma vez) y un laboratorio de bioseguridad nivel cuatro para, *en los casos que sean necesarios,* atender situaciones relacionadas con el virus del Ébola y con otros peligrosos virus de rápida letalidad.[clxxxvi]

No está de más mencionar, teniendo lo anterior en mente, que cuando digo que se debe tener una facilidad hospitalaria adecuada para manejar situaciones relacionadas con virus de igual peligrosidad y potencia que el virus del Ébola eso significa, en primer lugar, que esa facilidad hospitalaria debe tener: (1) *zonas de aislamiento que sean limpias y seguras;* (2) equipos de seguridad personal para los profesionales de la salud; (3) equipos para brindar «hemodiálisis» y «respiración asistida»; y (4) personal adiestrado en el manejo de emergencias relacionadas con el fallo de órganos vitales.ᶜˡˣˣˣᵛⁱⁱ

La mencionada facilidad hospitalaria, además, tiene que estar bien equipada para que los valientes profesionales de la salud que tengan la tarea de ayudar a los enfermos de ébola y/o de enfermedades similares: (1) tengan todo lo necesario para «proporcionar líquidos y electrolitos»; (2) tengan todo lo necesario para «mantener los niveles adecuados del oxígeno y de la presión arterial»; y (3) tengan «antipiréticos para la fiebre, antibióticos para las *enfermedades oportunistas,* suero para hidratar» y medicinas y equipos para estabilizar «la tensión arterial.»ᶜˡˣˣˣᵛⁱⁱⁱ

A eso se suma que cada país, siempre debe tener varias ambulancias especiales para atender situaciones relacionadas con virus de igual o mayor potencia que el virus del Ébola. Digo eso ya que no se debe utilizar una ambulancia regular para trasladar a una persona infectada con el virus del Ébola.

Se tiene que utilizar una ambulancia: (1) que haya sido especialmente prepara por virólogos; (2) que tenga *«la cabina del conductor* físicamente separada del área de transporte del paciente»;ᶜˡˣˣˣⁱˣy (3) que esté «acondicionada para transportar una cámara o camilla de transporte desechable de aislamiento con presión de aire negativa y seis filtros de aire.»[cxc]

Tengo que decir, para concluir, que sé que algunas personas pensarán que es exagerado pedir todo lo anterior. Pues bien, les informo a esas personas que el brote de ébola de 2014 *(en África occidental)* se convirtió en una destructiva epidemia ya que, entre otras razones, había poco «personal cualificado» y eran escasas las *«instalaciones» hospitalarias* que tenían todos los equipos necesarios para ayudar a los pacientes.[cxci]

B. El hospital y su protocolo

El peligroso y poderoso virus del Ébola, que «invade a ciertas células de la persona en la que se aloja, se reproduce y se propaga», debe ser combatido con inteligencia, ciencia y, sobre todo, con guías claras y uniformes.[cxcii] Es por eso que, incuestionablemente, otra poderosa arma que debe tener todo país –*en especial las facilidades hospitalarias y los laboratorios designados* para lidiar con situaciones relacionadas con la enfermedad del Ébola– para luchar contra el ébola es un claro y único protocolo que guíe las acciones de los profesionales de la salud.

Entre las directrices que debe tener dicho protocolo, que debe ser único en cada país, debe haber una que claramente le informe al personal que si se comete un error (o existen motivos fundados para creer que se cometió un error) durante el manejo de un caso relacionado con la enfermedad del Ébola: (1) se entenderá que todas las personas involucradas «quedaron expuestas al virus»; y (2) se conseguirá una *orden judicial* para que todas las personas involucradas (en la violación al protocolo) sean colocadas en zonas de aislamiento.[cxciii]

Otro asunto que debe ser cubierto por el protocolo para el manejo de casos relacionados con el virus del Ébola, es la limpieza de las zonas de aislamiento. Entre las directrices sobre ese asunto tiene que haber una que, claramente, indique que las personas autorizadas a trabajar en esas peligrosas zonas «no pueden sacudir» la ropa del paciente «ni la ropa de cama.»[cxciv]

También tiene que haber una regla de limpieza que indique, claramente, cuáles serán los productos de limpieza que se utilizarán a la hora de limpiar las zonas de aislamiento. Así, por ejemplo, *la directriz debe indicar que únicamente se utilizará «un detergente y desinfectante clorado» producido por* X *compañía.* También podría indicar la mencionada directriz que, para la limpieza, se utilizará «una solución alcohólica desinfectante» producida por X empresa.[cxcv]

Por último, es necesario recordar que no basta con escribir un buen protocolo para *apropiadamente manejar* situaciones relacionadas:

(1) con la enfermedad del Ébola; y (2) con enfermedades de igual peligrosidad. El personal de toda *facilidad hospitalaria,* pero especialmente todo el personal que labore en los hospitales y en los laboratorios que hayan sido designados para atender situaciones que estén relacionadas *con la enfermedad del Ébola,* «debe ser entrenado practicando, no sólo *leyendo sobre los protocolos.»*[xxxvi]

IV.   Detección y aislamiento
A. Detección y zonas de aislamiento

Los profesionales de la salud que laboran en las salas de emergencias y en las salas de urgencias de los hospitales, deben ser extensa y continuamente entrenados para que puedan detectar, sin la necesidad de *pruebas de laboratorio,* un probable caso de ébola.

Digo eso ya que los profesionales de la salud que laboran en dichas zonas, que suelen *clasificar «por gravedad* a los enfermos llegados», son los que tienen que tomar la decisión de informar sobre *la existencia de motivos fundados* para creer que un paciente tiene el virus del Ébola dentro de su cuerpo.[cxcvii]Eso significa que, los mencionados profesionales de la salud no tienen que esperar que llegue un especialista para tomar la decisión de hacer sonar las alarmas de probable ébola.

Aclarado lo anterior ahora es necesario mencionar que, tan pronto un profesional de la salud que labora en un hospital tiene motivos fundados para creer (por medio de los síntomas que está viendo y por medio de la información recopilada durante la entrevista al paciente) que un enfermo tiene la enfermedad del Ébola, dicho profesional tiene el deber: (1) de llamar a su supervisor; (2) de protegerse con guantes, mascarilla y gafas protectoras; (3) de colocarle «una mascarilla quirúrgica» al paciente; y (4) de llevar al paciente a la zona de aislamiento que se utilice para atender los casos probables (pero no confirmados) de ébola.[cxcviii]

Una vez llegue el supervisor, que tiene que llegar rápidamente a la mencionada zona de aislamiento, al paciente se le deben tomar dos *muestras «de sangre y de orina.»*[cxcix] Dichas muestras, pese a quien pese, tienen que ser tomadas por profesionales de la salud que utilicen trajes de salud y protección nivel cuatro. Ello, ya que: (1) no se sabe si el paciente tiene el virus del Ébola dentro de su cuerpo; y (2) «las muestras de los pacientes infectados tienen un enorme peligro biológico y han de tomarse en condiciones de máxima protección.»[cc]

Una vez se toman las muestras de sangre, orina o saliva,[cci] el probable paciente de ébola tiene que permanecer en la zona de aislamiento para casos probables hasta que el tecnólogo médico que trabaje en el laboratorio envíe los resultados de las muestras.[ccii]

Si los resultados de los exámenes arrojan un resultado positivo, el paciente tiene que ser llevado rápidamente a la zona de aislamiento para casos confirmados. Cabe recordar que, en *toda situación relacionada con un caso confirmado de ébola:* (1) el paciente debe ser aislado «en una habitación individual»; y (2) el personal sanitario tiene que utilizar trajes de salud y protección nivel cuatro «que no dejen al descubierto ni el más mínimo resquicio de su cuerpo.»[cciii]

Debe haber notado que, he mencionado distintas áreas de aislamiento. Pues bien, debo aclarar que una buena *facilidad hospitalaria* debe tener tres áreas de aislamiento para atender casos relacionados con el ébola. En la primera zona de aislamiento, se colocan todos los casos que sean «sospechosos.» Por cuestión de salud y seguridad, los profesionales de la salud que laboren dentro de esa zona también tienen que utilizar *trajes de protección nivel tres o nivel cuatro.*[cciv]

En la segunda zona de aislamiento, que tiene que estar separada de la primera, se tienen que colocar todos los *«probables» casos de ébola.* Y en la tercera zona de aislamiento, que tiene que ser una zona de máxima seguridad que esté bien alejada de las dos zonas antes mencionadas, se colocan a los pacientes que *(debido a las pruebas de laboratorio)* tienen el virus del Ébola dentro de sus adoloridos cuerpos.[ccv]

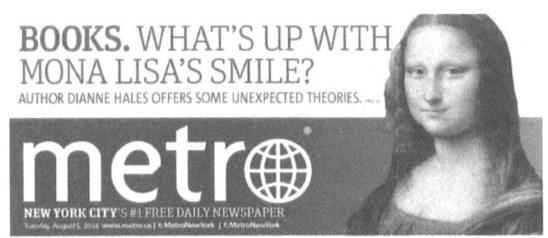

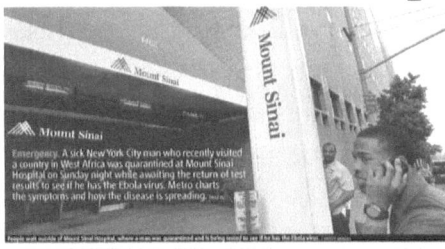

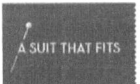
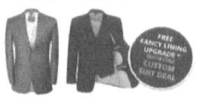

Cabe recordar que las personas que sean colocadas en las zonas de aislamiento, aunque estén en el primer nivel de seguridad (zona de casos sospechosos), no pueden ser sacadas de dichas zonas. Únicamente los pacientes que estén *en la zona de casos sospechosos y en la zona de casos probables* pueden ser movidos para, según instrucciones del supervisor, ser llevados a una zona de mayor seguridad.[ccvi]

Ismael Leandry-Vega

B. Zona de aislamiento máximo

El virus del Ébola tiene un alto «potencial destructivo.»[ccvii] Por eso es que, el virus del Ébola está clasificado como un virus o agente biológico nivel cuatro. Cabe recordar que un virus o agente biológico nivel cuatro: (1) suele causar *«enfermedades graves* en seres humanos»; (2) «representa un *riesgo serio»* para los profesionales de la salud; y (3) tiene un elevado «riesgo de dispersión entre la población.» También debe recordarse que, por lo regular, para un virus nivel cuatro «no es posible aplicar medidas o un tratamiento preventivo eficaz.»[ccviii]

Debido a lo antes dicho es que, las reglas para trabajar dentro de una zona de contención máxima (o zona de casos confirmados de ébola) tienen que ser rigurosas. Y por eso es que, el supervisor del equipo de trabajo que labore en esa peligrosa zona: (1) tiene que ser una persona rigurosa; (2) tiene que tener vasta experiencia en situaciones relacionadas con virus peligrosos y letales; y (3) tiene que evitar todo *sentimentalismo.*

Entre las acciones que tiene que realizar el supervisor de una zona de contención máxima está la de asegurarse de que, únicamente, el personal autorizado y entrenado ingrese en la mencionada zona. El supervisor también tiene la tarea de asegurarse de que, únicamente, *entren dos profesionales de salud a la zona de aislamiento.*

Cabe mencionar que, por lo regular, a dicha zona de aislamiento entra «un enfermero y un auxiliar, o un enfermero y un médico.»[ccix]

A lo dicho se suma que, el supervisor de la zona de aislamiento tiene la obligación de asegurarse de que los *trajes de seguridad y protección nivel cuatro* que utilicen los profesionales de la salud, al igual que los objetos que se pretendan introducir dentro de la zona de aislamiento, «no estén dañados.»[ccx] Después de hacer esa rigurosa inspección el supervisor tiene que asegurarse de que, los profesionales de la salud que pretendan ingresar a la peligrosa zona de aislamiento se hayan puesto los trajes y equipos de protección personal de las formas y maneras indicadas en el protocolo.

Otra tarea que tiene el supervisor de la zona de aislamiento de máxima seguridad es la de asegurarse de que, un profesional de la salud que presente unos elevados niveles de estrés y ansiedad no ingrese a la mencionada zona. Ello, ya que unos elevados niveles de estrés y *ansiedad* pueden provocar que un profesional de la salud cometa «un error fatal» y, como consecuencia de ello, termine contagiado: (1) al bregar con un paciente que esté sufriendo por culpa del ébola; (2) al bregar con desechos relacionados con el virus del Ébola; o (3) al limpiar bienes que estén contaminados con el virus del Ébola.[ccxi]

Otra tarea que tiene el supervisor que trabaje en la zona de aislamiento extremo es la de asegurarse de que, todos los bienes muebles que sean utilizados dentro de esa riesgosa zona sean desinfectados dentro de esa misma zona. Si hay bienes muebles que *no puedan (o no deban)* desinfectarse el supervisor debe asegurarse de que, esos bienes muebles sean destruidos «en la misma zona de aislamiento.»[ccxii]

Es por eso que el supervisor de la zona de aislamiento extremo *(que debe ser una persona que haya trabajado en África durante la epidemia de ébola de 2014)* debe recordarle, continuamente, a los profesionales de la salud que pretendan ingresar a dicha zona que «nada, absolutamente nada», puede salir de la zona de aislamiento de máxima seguridad.[ccxiii]

Dicho eso, estoy seguro de que usted notó que líneas arriba escribí que el supervisor de una zona de aislamiento no puede ser una de esas imbéciles personas que se dejan dominar por el sentimentalismo. Dije eso ya que dicho supervisor, en caso de ser necesario, tiene la obligación de tomar ciertas decisiones que, para muchas personas, pueden parecer crueles.

Así, por ejemplo, si el supervisor detecta que un profesional de la salud (aunque sea un médico) cometió un gravísimo error al quitarse el traje de seguridad y protección –y existen *motivos fundados* para creer que el mencionado profesional de la salud terminó contagiado–, dicho supervisor no puede dejar que dicho profesional (aunque grite y lloriquee) salga de la zona de aislamiento extremo.

Además, *sin demora innecesaria* el supervisor tiene que informarle a un superior de mayor jerarquía sobre lo ocurrido. Ello, para que ese superior de mayor jerarquía tome la decisión de colocar al contaminado profesional en una de las tres zonas de aislamiento.

Otra cardinal tarea que tiene el supervisor de una zona de aislamiento extremo (al igual que los supervisores de las zonas de aislamiento para casos probables y sospechosos de ébola), es la de asegurarse de que *todo profesional que desee* salir de la zona de aislamiento haya seguido las reglas establecidas.

Son varias las normas de seguridad que hay que seguir al momento de salir de una zona de aislamiento extremo relacionada con el virus del Ébola. Una de ellas, que debe estar en todo protocolo, indica que todo *profesional de la salud debe ser desinfectado «con espray de agua clorada» antes de quitarse el traje de salud y seguridad nivel cuatro.*[ccxiv]

Otra de las reglas indica: (1) que nadie puede comenzar el proceso de desinfección a menos que esté presente el supervisor; (2) que nadie puede quitarse el equipo de salud y seguridad nivel cuatro hasta que el supervisor haya aprobado dicho procedimiento; y (3) que nadie puede salir de la zona de aislamiento a menos que haya recibido la aprobación del supervisor y de otro compañero de trabajo.[ccxv]

Otra tarea que tiene el supervisor es la de asegurarse de que, los profesionales de la salud que pretendan comenzar el *proceso de desinfección y salida* estén calmados. También debe asegurarse el supervisor de que, al momento de quitarse los trajes y equipos de seguridad el personal esté calmado.

Esto último es sumamente importante ya que, quitarse un traje de protección nivel cuatro o nivel tres es un proceso lento, cuidadoso y riesgoso. De hecho, ese peligroso proceso debe hacerse con tanta calma y supervisión que una persona adiestrada se tarda, aproximadamente, entre quince a veinte minutos en quitarse un traje de salud y protección (nivel cuatro o nivel tres) que haya sido utilizado para lidiar con una situación relacionada con el virus del Ébola.[ccxvi]

Debe haber notado que mencioné que, quitarse *un traje de salud y protección* (nivel cuatro o nivel tres) que haya sido utilizado para lidiar con una situación relacionada con el virus del Ébola es un proceso riesgoso. Dije eso ya que, si se comete un error el profesional de la salud terminará contagiado. También dije lo anterior ya que, debido al poder que tiene el odioso virus del Ébola, siempre existe la posibilidad de que un sanitario experimentado *termine contagiado aunque sepa quitarse el equipo de salud y protección.*

Así lo demostró, de manera inequívoca, un análisis realizado por la Dra. Nasia Safdar, especialista en enfermedades infecciosas de la **Universidad de Wisconsin** (EE.UU.). Digo eso ya que ese oportuno y excelente análisis, dado a conocer en 2014, demostró que «suele ser muy difícil quitarse» un traje de protección (nivel tres o nivel cuatro) «sin contaminarse uno mismo.»[ccxvii]

Es necesario mencionar, teniendo todo lo anterior en mente, que el supervisor de la zona de aislamiento extremo[ccxviii](al igual que todos los supervisores que laboren en *zonas de aislamiento* para casos probables y casos sospechosos de ébola), aunque parezca exagerado, siempre debe estar recordándole al personal sobre las reglas de seguridad que estén escritas en el protocolo. Ello, ya que «un ligero desliz puede tener como resultado que alguien se contagie.»[ccxix]

No está de más recordar, por último, que en caso de una epidemia relacionada con el virus del Ébola es necesario que las peligrosas e infecciosas zonas aislamiento extremo tengan el personal necesario. Para que tenga noción sobre la cantidad de gente que se necesita, le informo que se necesitan *«unos 250 trabajadores sanitarios* para manejar una sola instalación médica con 70 enfermos de ébola.»ᶜᶜˣˣ

C. Entrevistar a los contactos

Una vez se confirma que una persona que ha sido ingresada en un hospital tiene el virus del Ébola dentro de su cuerpo, es necesario entrevistar a dicho paciente. Esa entrevista se tiene que hacer para elaborar una lista que tenga todos los nombres de las «personas con las que [el contagiado] ha podido estar en contacto desde que empezó a estar enfermo.»ᶜᶜˣˣⁱ

Una vez elaborada la mencionada lista, es necesario contactar a esas personas. Ello, para saber si algunas de esas personas también están contagiadas y para saber si algunas de esas personas podrían terminar en un hospital como consecuencia del virus del Ébola.

Casi siempre, las personas que tienen altas posibilidades de *desarrollar síntomas* relacionados con el virus del Ébola son las que tuvieron contacto directo con el hospitalizado. Es por eso que esas personas, si no tienen síntomas, deben ser estrechamente vigiladas «durante los 21 días posteriores a su exposición.»ᶜᶜˣˣⁱⁱ

Ahora bien, la forma y manera para vigilar a esas personas es diferente en cada país y, por sorprendente que parezca, dentro de cada país.

Así, por ejemplo, hay países y estados en donde las personas que han tenido contacto estrecho con una o varias personas infectadas con el virus del Ébola son sometidas a cuarentena. Mientras que en otros países y estados (incluso en ciudades) los protocolos ordenan que, por veintiún días consecutivos, las mencionadas personas sean estrechamente vigiladas.

Un buen ejemplo sobre lo discutido en el párrafo anterior proviene desde el estado de California, Estados Unidos de América. Allí, en 2014, se emitió una orden que indica que todo *«pasajero que llegue a California (...) desde alguno de los países africanos* afectados por el ébola y que haya tenido contacto con personas afectadas por el virus deberá estar en cuarentena durante 21 días.»[ccxxiii]

Otra excelente muestra sobre lo que estoy discutiendo viene desde ese pequeño, caluroso y violento país llamado El Salvador. Allí, en 2014, el Gobierno tomó la correcta decisión de aprobar un duro protocolo que establece, en lo pertinente, que todo ser humano –aunque no presente síntomas– que haya estado en uno o en varios de los países africanos devastados por la epidemia relacionada con el virus del Ébola, debe ser sometido a cuarentena si tuvo contacto con personas infectadas.

Cabe indicar que *cuatro valerosas personas (dos soldados y dos tristes monjas)* que habían estado en zonas devastadas por el virus del Ébola en África occidental, tan pronto se aprobó el mencionado protocolo, fueron rápidamente ubicadas en zonas de aislamiento preventivo tan pronto pisaron el caliente suelo salvadoreño.[ccxxiv]

Es necesario mencionar, por otro lado, que *los empleados públicos* que estén encargados de entrevistar a los últimos contactos que tuvo una persona que haya sido hospitalizada por tener el virus del Ébola dentro de su cuerpo, deben tener mucho cuidado si realizan las entrevistas de manera personal.[ccxxv] Ello, en primer lugar, porque el virus del Ébola es tan poderoso que tiene la capacidad de *penetrar ropa común* y equipo protector de baja calidad.

En segundo lugar, porque el entrevistador puede contagiarse con el virus del Ébola «por el contacto con las pertenencias del enfermo.»[ccxxvi] Y en tercer lugar porque, dentro de este perverso mundo, siempre existe la posibilidad de algunas personas infectadas traten de esconder «sus síntomas porque no quieren ser aisladas.»[ccxxvii]

Es por eso que, se recomienda que las mencionadas entrevistas (que son necesarias) se hagan de manera telefónica o electrónica. Solo si las entrevistas no se pueden realizar de las mencionadas formas es que, se debe acudir a las residencias y centros de trabajo de las personas que estén en la lista de los últimos contactos.

Ahora bien, si las entrevistas se hacen de manera personal (cara a cara) es necesario seguir varias recomendaciones. La primera de ellas es que, toda entrevista debe hacerse «al aire libre.» También se recomienda, como medida de precaución: (1) que el entrevistador no toque al entrevistado; (2) que el entrevistador se mantenga «a unos dos metros de distancia» del entrevistado; (3) *que el entrevistador no toque ningún objeto* perteneciente al entrevistado; y (4) que el entrevistador tenga equipo protector.[ccxxviii]

No está de más mencionar que, si el entrevistador nota que la persona entrevistada tiene fiebre, dolores musculares, entre otros síntomas relacionados con la primera fase de la enfermedad del Ébola, dicho entrevistador debe llamar al sistema de emergencias para que una ambulancia especialmente equipada lleve a la persona al hospital designado.[ccxxix]

Cierro esta sección del libro diciendo que, a pesar de que entrevistar a los *últimos contactos* de una persona que haya sido hospitalizada por sufrir de la enfermedad del Ébola es un asunto peligroso, las entrevistas son indispensables en la lucha contra el virus del Ébola.

Digo eso ya que, hasta que aparezcan las *vacunas y los medicamentos,* la temible y peligrosa enfermedad del Ébola es «controlable si se aísla de forma adecuada a los pacientes, se observa a quienes han estado en contacto con la persona infectada y se les aísla también, en caso de experimentar los síntomas.»ᶜᶜˣˣˣ

D. La cuarentena

Ya que he mencionado el asunto de la cuarentena, no está de más que mencione y discuta varios puntos sobre ella. Lo primero que mencionaré es que, *una cuarentena es el «aislamiento preventivo* a que se somete durante un período de tiempo, por razones sanitarias, a personas o animales.»ᶜᶜˣˣˣⁱ

Lo segundo que voy a decir es que, una persona puede ser obligada a someterse a una cuarentena. Es decir, todo juez tiene la facultad legal para ordenar que una persona, por razones sanitarias relacionadas con el virus del Ébola (o con otras *enfermedades peligrosas y contagiosas*), sea sometida a una cuarentena.ᶜᶜˣˣˣⁱⁱ

Además, el juez tiene el *poder para ordenar:* (1) que la persona sometida a cuarentena no abandone cierta propiedad inmueble; o (2) que la persona sea llevada a una facilidad médica para que –bajo supervisión médica– cumpla la cuarentena en ese lugar.ᶜᶜˣˣˣⁱⁱⁱ

Con relación a lo antes escrito en el punto número uno cabe añadir que el juez, dentro de la misma orden de cuarentena, también puede ordenar: (1) que la propiedad inmueble (casi siempre es la casa de la persona) sea vigilada por personal de seguridad; y (2) que la persona en *aislamiento preventivo* sea arrestada si abandona la propiedad inmueble.[ccxxxiv]

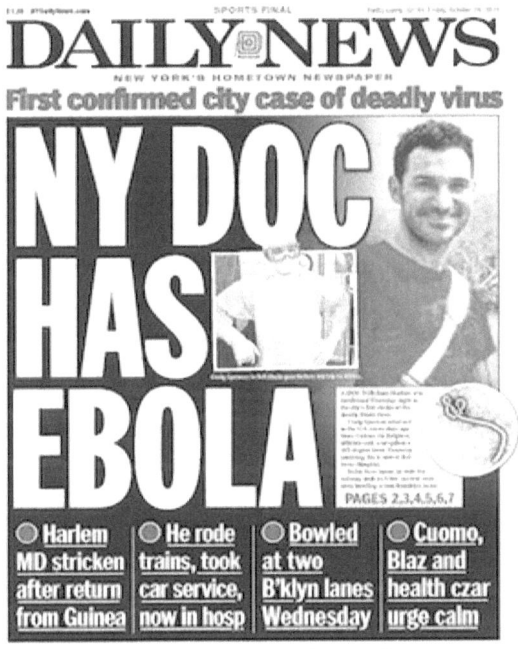

Ahora bien, a pesar de todo ese enorme poder judicial el juez que emita una orden de *cuarentena* está obligado a informarle (y también le debe ordenar) a la oficina gubernamental que solicitó la orden de cuarentena que, por estar la persona encerrada en su hogar, *tiene la obligación de alimentar* a la persona sometida a cuarentena.

A eso se suma que la orden judicial también debe indicar que el Gobierno, por pedir una orden de cuarentena *que no le permitirá trabajar a la persona afectada,* tiene la obligación de pagar los gastos de hipoteca, luz, agua, teléfono, internet y préstamos personales de la persona sometida a cuarentena dentro de su hogar.

Debe haber notado que, firmemente he mencionado que toda orden de cuarentena por razones de salud debe ser expedida por un juez. Pues bien, eso siempre debe ser así. Recuerde que una orden de cuarentena por razones de salud, profundamente analizada, no es más que una de las muchas *órdenes de protección* que todo juez está facultado a expedir.

Es por eso que, al igual que otros casos relacionados con órdenes de protección, si un funcionario de la Rama Ejecutiva tiene interés de que se expida una orden judicial de cuarenta para restringir los movimientos de una persona, dicho empleado público *tiene el peso de la prueba.*

Eso significa que dicho empleado público *(que seguramente será un empleado del Ministerio de Salud)* tiene que demostrar, mediante pruebas robustas y convincentes, que la restricción de los movimientos de la persona que se desea someter a cuarentena es un asunto necesario «para proteger al público.»[ccxxxv]

Explicado lo anterior, entiendo que no puedo cerrar esta sección del libro sin antes escribir sobre dos asuntos interesantes. Primero escribiré sobre *la cuarentena masiva;* y lo primero que diré sobre ese asunto es que, por razones sanitarias, todo Gobierno tiene la facultad para imponer una cuarentena masiva cuando una epidemia relacionada con una enfermedad peligrosa, contagiosa y altamente letal se haya convertido en un problema incontrolable.

Lo segundo que tengo que decir es que, «someter a poblaciones enteras a una estricta cuarentena» siempre debe ser «un recurso excepcional.»cxxxvi Ello, ya que la gente que viva dentro de dicha zona no podrá «salir de sus casas mientras guardias armados patrullan las calles y se llevan a los transgresores.» A eso se suma que, durante una cuarentena masiva «los *comercios quedan paralizados y las oficinas vacías.*»xxxxii

Terminado el asunto de las cuarentenas masivas ahora tengo que mencionar que, todo Gobierno tiene (o debe tener) la facultad legal para someter a cuarentena a toda persona que, ya sea en barco o en avión, haya llegado de un país que esté siendo ferozmente azotado por una epidemia relacionada con un virus *(el virus del Ébola es un buen ejemplo)* contagioso, peligroso y potencialmente letal. Ahora bien, para hacer eso es necesario obtener una orden judicial.

E. El paciente vencedor

Para los médicos y las enfermeras, es sumamente difícil ayudar a una persona que *esté sufriendo* como consecuencia de la enfermedad del Ébola. Digo eso ya que, al no haber vacunas ni medicinas baratas ni *masivamente disponibles,* para ayudar a un enfermo de ébola es necesario que se realicen continuos esfuerzos dirigidos «a liberar al sistema inmune de otros esfuerzos que no sea producir anticuerpos...».[ccxxxviii]

Cabe recordar que todos esos continuos esfuerzos son necesarios ya que, «si las defensas del cuerpo responden adecuadamente (...) el enfermo se sobrepondrá a la infección y estará inmunizado frente a ella de por vida.»[ccxxxix]

Explicado eso, es necesario mencionar que una persona que haya logrado ganarle la batalla al virus del Ébola no puede salir de la zona de *aislamiento extremo* por el simple hecho de que, varias pruebas de laboratorio hayan confirmado que el virus del Ébola no está presente en la sangre. También es necesario que se realicen otras pruebas de laboratorio, todas las que sean necesarias, para descartar que el virus del Ébola esté presente en otros fluidos corporales.[ccxl]

Sobre el asunto de la presencia del virus del Ébola en fluidos (no en sangre) corporales, cabe recordar que «los especialistas saben que en el semen, por ejemplo, pueden aparecer residuos hasta 90 días después del fin de la enfermedad» en la sangre del paciente.^{ccxli}

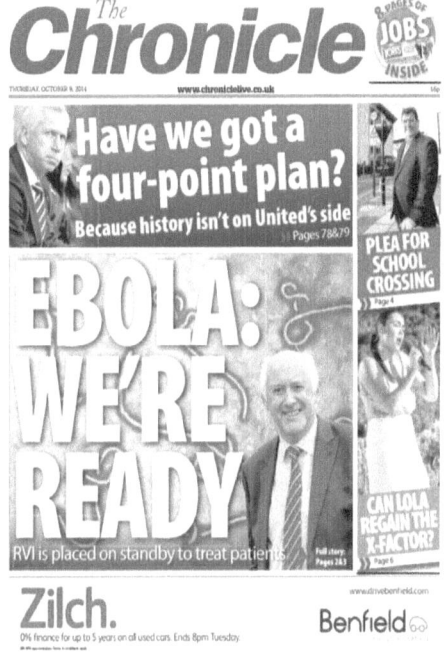

Es por eso que, en el caso de los varones, un varón que le haya ganado la batalla al virus del Ébola no puede salir de la zona de máximo aislamiento hasta que su semen y otros fluidos corporales estén libres de ébola. Y es por eso que, en el caso de las mujeres, una dama que le haya ganado la batalla a la enfermedad del Ébola solo puede salir de la zona de aislamiento «cuando el *laboratorio determine que no quedan restos del virus» del Ébola* en ninguno (sin excepciones) de sus fluidos corporales.^{ccxlii}

Por todo lo arriba indicado es que, se recomienda que todos los profesionales de la salud que estén atendiendo a un victorioso paciente que le haya ganado la batalla al odioso virus del Ébola *se mantengan utilizando sus trajes y equipos de salud y protección nivel cuatro* hasta que, por medio de múltiples pruebas de laboratorio, se confirme que todos los fluidos corporales (no solo la sangre) de dicho triunfante paciente estén libres del virus del Ébola.[ccxliii]

Explicado lo anterior ahora debo indicar que, una vez que todos los fluidos corporales del paciente estén libres de ébola es que dicho paciente puede ser movido a otra zona de la facilidad hospitalaria para continuar con el tratamiento médico.

Y dije continuar con el tratamiento ya que *el maldito virus del Ébola* es un virus tan poderoso y destructivo que, «ataca a órganos vitales como los riñones, el hígado o los pulmones.»[ccxliv] Por lo que es posible que el paciente, aunque le haya ganado a la enfermedad, necesite recibir otras ayudas médicas. De hecho, muchos pacientes que le ganan a la *enfermedad del Ébola* terminan experimentando dificultad para respirar durante varios días.

Otro asunto que debe ser considerado, en especial si ocurre en un país desarrollado, es la deseabilidad de que el paciente vencedor reciba *tratamiento psicológico antes y después de salir de la facilidad hospitalaria.* Brindo esa recomendación ya que muchos pacientes que le han ganado a la enfermedad del Ébola, temen ser señalados y rechazados una vez estén en la calle.[ccxlv]

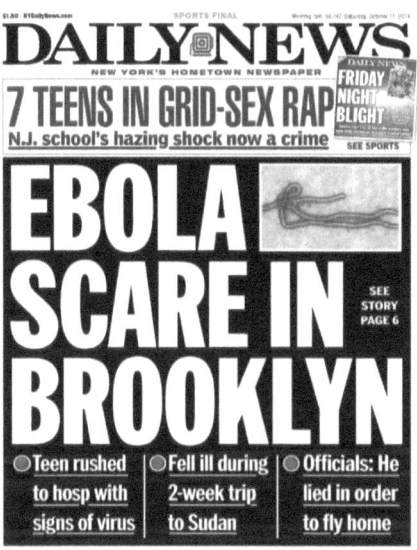

Por último no está de más que mencione, en esta sección del libro, que se puede decir que un brote o una epidemia relacionada con un virus peligroso, contagioso y letal (como el virus del Ébola) ha terminado cuando han pasado *«dos períodos seguidos de incubación (...) sin un nuevo caso confirmado.»*[ccxlvi] Y en el caso de la odiosa y dolorosa enfermedad del Ébola se puede decir que, una epidemia (o un brote) de ébola ha finalizado cuando han pasado cuarenta y dos días sin un nuevo caso confirmado.

Referencias

[i]Lea las palabras de Marco Valerio Marcial, un afamado poeta, en: Señor, L. (2000). **Diccionario de Citas**. (2a.ed.). Madrid, España.: *Editorial Espasa-Calpe*, pág. 381.

[ii]Sobre lo dicho, debe leer lo siguiente: **Yo me curé del virus del Ébola**. (2014). Londres, Reino Unido.: *British Broadcasting Corporation (BBC)*. [Versión electrónica: http://www.bbc.co.uk/mundo/noticias/2014/09/140904_salud_ebola_supervivie nte_britanico_hr.shtml?print=1].

[iii]Sobre lo dicho, debe leer lo siguiente: Centros para el Control y la Prevención de Enfermedades. (2014). **Preguntas y respuestas sobre la enfermedad y el virus del Ébola**. Atlanta, GA. Información consultada el 30 de septiembre de 2014, de http://www.cdc.gov/vhf/ebola/spanish/preguntas.html.

[iv]Glorimar Velázquez. **El Ébola y su tratamiento experimental**. (2014). San Juan, Puerto Rico. *Universidad de Puerto Rico, Diálogo*. Información consultada y archivada el 2 de noviembre de 2014, http://dialogodigital.upr.edu/index.php/El-Ebola-y-su-tratamiento-experimental.html#.VCsMfGd5Nac.

[v]Francisco G. Basterra. **Vulnerables**. (2014). Madrid, España.: *El País*. Consultado el 30 de octubre de 2014, de http://internacional.elpais.com/internacional/2014/10 /10/actualidad/1412966364_450687.html.

[vi]**¿Qué es el ébola y cómo trabaja UNICEF para frenar el brote?** (2014). Nueva York, EEUU.: *Organización de las Naciones Unidas, Fondo de las Naciones Unidas para la Infancia (Unicef)*. Información consultada y archivada el 30 de octubre de 2014, de http://www.unicef.es/actualidad-documentacion/noticias/que-es-el-ebola-y-como-trabaja-unicef-para-frenar-el-brote. También debe leer, con detenimiento, la siguiente referencia: **Muere un doctor en Liberia combatiendo el ébola**. (2014). Londres, Reino Unido.: *British Broadcasting Corporation (BBC)*. [Versión electrónica: http://www.bbc.co.uk/mundo/ultimas_noticias/2014/07/140727_ultnot_liberia_e bola_doctor_muerto_mz.shtml?print=1].

[vii]**Mueren los cinco héroes investigadores del ébola**. (2014). Venezuela, Latinoamérica: *Editora de El Carabobeño*. Consultado el 30 de septiembre de 2014, de http://www.el-carabobeno.com/articulo/articulo/88161/mueren--los-cinco-hroes-investigadores-del-bola. También debe leer la siguiente referencia: **Ebola containment requires international collaboration**. (2014). Harvard University, MA: *Harvard School of Public Health*. Consultada el 30 de octubre de 2014, de http://www.hsph.harvard.edu/news/hsph-in-the-news/ebola-containment-requires -international-collaboration/.

[viii]Debe leer, con detenimiento, la siguiente referencia: **Muere un doctor en Liberia combatiendo el ébola**. (2014). Londres, Reino Unido.: *British Broadcasting Corporation (BBC)*. [Versión electrónica: http://www.bbc.co.uk/mundo/ultimas_not icias/2014/07/140727_ultnot_liberia_ebola_doctor_muerto_mz.shtml?print=1].

[ix]**Mueren los cinco héroes investigadores del ébola**. (2014). Venezuela, Latinoamérica: *Editora de El Carabobeño*. Consultado el 30 de septiembre de 2014, de http://www.el-carabobeno.com/articulo/articulo/88161/mueren--los-cinco-hroes-investigadores-del-bola. También debe leer: Paula Kavathas. (2014). **How to Fund the Ebola Fight**. Yale University, EE. UU.: *Yale Global*. Consultado el 30 de septiembre de 2014, de http://yaleglobal.yale.edu/content/how-fund-ebola-fight.

[x]Según las guías de la Organización Mundial de la Salud. Vea más información en: **¿Qué significa que haya una emergencia internacional por ébola?** (2014). Londres, Reino Unido.: *British Broadcasting Corporation (BBC)*. [Versión electrónica:

http://www.bbc.co.uk/mundo/noticias/2014/08/140808_salud_ebola_emergenci
a_internacional_oms_ch.shtml?print=1].

[xi]Scott Gottlieb and Tevi Troy. **Heading Off a Bigger Ebola Catastrophe**. (2014). Yale University, EE. UU.: *Yale Global*. Consultado el 30 de septiembre de 2014, de http://yaleglobal.yale.edu/content/heading-bigger-ebola-catastrophe.

[xii]**Ebola's ripple effects**. (2014). Harvard University, EE.UU.: *Harvard Worldwide* Consultado el 30 de septiembre de 2014, de http://worldwide.harvard.edu/news/e bola%E2%80%99s-ripple-effects.

[xiii]Amara Konneh. **The Economics of Ebola**. (2014). Yale University, EE. UU.: *Yale Global*. Consultado el 30 de septiembre de 2014, de http://yaleglobal.yale.edu/-content/economics-ebola.

[xiv]Amara Konneh. **The Economics of Ebola**. (2014). Yale University, EE. UU.: *Yale Global*. Información consultada y archivada el 30 de septiembre de 2014, de http://yaleglobal.yale.edu/content/economics-ebola.

[xv]U.S. National Library of Medicine. (2014). **Fiebre hemorrágica del Ébola**. Bethesda, MD: *U.S. Department of Health and Human Services*. Consultado el 30 de septiembre de 2014, de http://www.nlm.nih.gov/medlineplus/spanish/ency/article /001339.htm.

[xvi]**Las claves de un virus letal**. (2014). Madrid, España.: *El País*. Consultado el 18 de octubre de 2014, de http://sociedad.elpais.com/sociedad/2014/08/06/actualida d/1407315678_420031.html.

[xvii]Vea los resultados de un análisis realizado por el Centro Nacional de Biotecnología de España en: **¿Podría acabar un virus con la especie humana?** (2012). Madrid, España.: *Revista Muy Interesante*. Información analizada y consultada el 1 de diciembre de 2013, de http://www.muyinteresante.es/revista-muy/noticias-muy/articulo/ipodria-acabar-un-virus-con-la-especie-humana.

[xviii]Manuel Ansede **¿Cuándo se puede decir que un contagiado de ébola está curado?** (2014). Madrid, España.: *El País*. Consultado el 30 de octubre de 2014, de http://elpais.com/elpais/2014/10/06/ciencia/1412625919_542299.html.

[xix]Manuel Ansede **¿Cuándo se puede decir que un contagiado de ébola está curado?** (2014). Madrid, España.: *El País*. Consultado el 30 de octubre de 2014, de http://elpais.com/elpais/2014/10/06/ciencia/1412625919_542299.html.

[xx]Manuel Ansede **¿Cuándo se puede decir que un contagiado de ébola está curado?** (2014). Madrid, España.: *El País*. Consultado el 30 de octubre de 2014, de http://elpais.com/elpais/2014/10/06/ciencia/1412625919_542299.html.

[xxi]Manuel Ansede **¿Cuándo se puede decir que un contagiado de ébola está curado?** (2014). Madrid, España.: *El País*. Consultado el 30 de octubre de 2014, de http://elpais.com/elpais/2014/10/06/ciencia/1412625919_542299.html.

[xxii]**Las claves de un virus letal**. (2014). Madrid, España.: *El País*. Consultado el 30 de octubre de 2014, de http://sociedad.elpais.com/sociedad/2014/08/06/actualida d/1407315678_420031.html.

[xxiii]Javier Salas. **382 trabajadores sanitarios se han contagiado en este brote en África**. (2014). Madrid, España.: *El País*. Consultado el 20 de octubre de 2014, de http://elpais.com/elpais/2014/10/07/ciencia/1412669800_891180.html.

[xxiv]Natalia Junquera. **Palpas la vena, sale sangre y tienes miedo a pincharte, pero es tu trabajo**. (2014). Madrid, España.: *El País*. Consultado el 20 de octubre de 2014, de http://politica.elpais.com/politica/2014/10/10/actualidad/141296689 8_991139.html.

[xxv]Michelle Roberts. **Cómo es el traje especial contra el ébola**. (2014). Londres, Reino Unido.: *British Broadcasting Corporation (BBC)*. [Versión electrónica].

---

xxviMary Pickett, M.D. (2014). **Global cooperation needed to stop the spread of Ebola virus disease**. Harvard University, MA: *Harvard Medical School (Harvard Health Publications)*. Información consultada y archivada el 30 de octubre de 2014, de http://www.health.harvard.edu/blog/global-cooperation-needed-stop-spread-ebola-virus-disease-201408017314.

xxviiSevillano, E.G. (2014). **Tres tratamientos en cinco días para intentar salvar a Teresa**. Madrid, España.: *El País*. Consultado el 2 de noviembre de 2014, de http://politica.elpais.com/politica/2014/10/10/actualidad/1412975650_956849.html.

xxviii**¿Por qué es tan peligroso el ébola?** (2014). Londres, Reino Unido.: *British Broadcasting Corporation (BBC)*. [Versión electrónica: http://www.bbc.co.uk/mundo/noticias/2014/08/140818_salud_ebola_peligro_az.shtml?print=1].

xxixManuel Ansede **¿Cuándo se puede decir que un contagiado de ébola está curado?** (2014). Madrid, España.: *El País*. Consultado el 30 de octubre de 2014, de http://elpais.com/elpais/2014/10/06/ciencia/1412625919_542299.html.

xxxU.S. National Library of Medicine. (2014). **Fiebre hemorrágica del Ébola**. Bethesda, MD: *U.S. Department of Health and Human Services*. Consultado el 30 de septiembre de 2014, de http://www.nlm.nih.gov/medlineplus/spanish/ency/article/001339.htm.

xxxiU.S. National Library of Medicine. (2014). **Fiebre hemorrágica del Ébola**. Bethesda, MD: *U.S. Department of Health and Human Services*. Consultado el 30 de septiembre de 2014, de http://www.nlm.nih.gov/medlineplus/spanish/ency/article/001339.htm.

xxxiiCalatayud, J. (2012). **Un brote de Ébola mata a 14 personas en Uganda**. Madrid, España.: *El País*. Información consultada el 30 de diciembre de 2013, de http://sociedad.elpais.com/sociedad/2012/07/29/actualidad/1343568735_938156.html.

xxxiiiLea lo siguiente: Seth Berkley. **El factor miedo: ¿por qué le tememos tanto al ébola?** (2014). Londres, Reino Unido.: *British Broadcasting Corporation (BBC)*. [Versión electrónica:http://www.bbc.co.uk/mundo/noticias/2014/08/140808_ebola_temor_dv.shtml?print=1].

xxxivLea lo siguiente: Seth Berkley. **El factor miedo: ¿por qué le tememos tanto al ébola?** (2014). Londres, Reino Unido.: *British Broadcasting Corporation (BBC)*. [Versión electrónica:http://www.bbc.co.uk/mundo/noticias/2014/08/140808_ebola_temor_dv.shtml?print=1].

xxxv**Los 10 virus más peligrosos del mundo**. (2014). Alemania, Unión Europea: *Deutsche Welle*. Consultado el 30 de septiembre de 2014, de http://www.dw.de/los-10-virus-m%C3%A1s-peligrosos-del-mundo/a-17848209.

xxxviMaría Elena Navas. **Crean el virus más peligroso**. (2011). Londres, Reino Unido.: *British Broadcasting Corporation (BBC)*. Información consultada y analizada el 25 de diciembre de 2013, de http://www.bbc.co.uk/mundo/noticias/2011/12/111220_mutacion_gripe_aviar_men.shtml?print=1. También debe leer: David Levin. (2013). **The Deadliest Virus**. Cambridge, Mass.: *Harvard Magazine*. Información consultada el 13 de diciembre de 2013, de http://harvardmagazine.com/.

xxxviiMaría Elena Navas. **Crean el virus más peligroso**. (2011). Londres, Reino Unido.: *British Broadcasting Corporation (BBC)*. Información consultada y analizada el 25 de diciembre de 2013, de http://www.bbc.co.uk/mundo/noticias/2011/12/111220_mutacion_gripe_aviar_men.shtml?print=1. También debe leer: David Levin. (2013). **The Deadliest Virus**. Cambridge, Mass.: *Harvard Magazine*. Información consultada el 13 de diciembre de 2013, de http://harvardmagazine.com/.

xxxviii**¿Cómo se contrae el virus del ébola?** (2014). Guaynabo, Puerto Rico.: *El Nuevo Día*. [Versión electrónica: http://www.elnuevodia.com/comosecontraelvirus

delebola-1829955.html. También debe leer: **Ebola's ripple effects**. (2014). Harvard University, EE.UU.: *Harvard Worldwide*. Consultado el 30 de septiembre de 2014, de http://worldwide.harvard.edu/news/ebola%E2%80%99s-ripple-effects. También debe leer: Alvin Powell. **Understanding Ebola**. (2014). Harvard University, MA.: *Harvard University Gazette*. Información consultada y analizada el 28 de octubre de 2014, de http://news.harvard.edu/gazette/story/2014/08/understanding-ebola/.

[xxxix]**¿Qué es el ébola y cómo trabaja UNICEF para frenar el brote?** (2014). Nueva York, EEUU.: *Organización de las Naciones Unidas, Fondo de las Naciones Unidas para la Infancia (Unicef)*. Información consultada el 3 de noviembre de 2014, de http://www.unicef.es/actualidad-documentacion/noticias/que-es-el-ebola-y-como-trabaja-unicef-para-frenar-el-brote.

[xl]**Confunden una diarrea con el ébola en Alemania**. (2014). Madrid, España.: *Público*. Consultado el 30 de octubre de 2014, de http://www.publico.es/actualidad/539491/confunden-una-diarrea-con-el-ebola-en-alemania. Usted también debe leer la siguiente referencia: Ignacio González. **Las causas sociales del ébola**. (2014). Madrid, España.: *Público*. Información consultada y analizada el 30 de septiembre de 2014, de http://www.publico.es/actualidad/545311/las-causas-sociales-del-ebola.

[xli]**Confunden una diarrea con el ébola en Alemania**. (2014). Madrid, España.: *Público*. Información consultada y analizada el 30 de septiembre de 2014, de http://www.publico.es/actualidad/539491/confunden-una-diarrea-con-el-ebola-en-alemania.

[xlii]**Ebola outbreak: African officials join Harvard experts to strategize**. (2014).Harvard University, MA: *Harvard School of Public Health*. Consultada el 30 de septiembre de 2014, de http://www.hsph.harvard.edu/news/hsph-in-the-news/ebola-outbreak-african-officials-join-harvard-experts-to-strategize/. También debe leer: Alvin Powell. **Understanding Ebola**. (2014). Harvard University, MA.: *Harvard University Gazette*. Información consultada el 28 de octubre de 2014, de http://news.harvard.edu/gazette/story/2014/08/understanding-ebola/.

[xliii]Pereda, C. (2014). **Obama anuncia que enviará 3.000 militares para luchar contra el ébola**. (2014). Madrid, España.: *El País*. Consultado el 30 de octubre de 2014, de http://www.elpais.com/.

[xliv]Calatayud, J. (2012). **Un brote de Ébola mata a 14 personas en Uganda**. Madrid, España.: *El País*. Información consultada el 30 de diciembre de 2013, de http://sociedad.elpais.com/sociedad/2012/07/29/actualidad/1343568735_938156.html.

[xlv]Calatayud, J. (2012). **Un brote de Ébola mata a 14 personas en Uganda**. Madrid, España.: *El País*. Información consultada el 30 de diciembre de 2013, de http://sociedad.elpais.com/sociedad/2012/07/29/actualidad/1343568735_938156.html.

[xlvi]Xavier Sabé i Colom. (2014). **Trabajamos sin miedo y con prudencia ante el Ébola**. España, Unión Europea: *Inspectoría Salesiana María Auxiliadora*. Consultado el 30 de septiembre de 2014, de http://www.salesianos.edu/Articulos/5721/1/1/-Trabajamos-sin-miedo-y-con-prudencia-ante-el-bola. También debe leer: **¿Qué es el ébola y cómo trabaja UNICEF para frenar el brote?** (2014). Nueva York, EEUU.: *Organización de las Naciones Unidas, Fondo de las Naciones Unidas para la Infancia (Unicef)*. Información consultada y archivada el 20 de octubre de 2014, de http://www.unicef.es/actualidad-documentacion/noticias/que-es-el-ebola-y-como-trabaja-unicef-para-frenar-el-brote.

[xlvii]U.S. National Library of Medicine. (2014). **Fiebre hemorrágica del Ébola**. Bethesda, MD: *U.S. Department of Health and Human Services*. Consultado el 30 de septiembre de 2014, de http://www.nlm.nih.gov/medlineplus/spanish/ency/article/001339.htm.

---

xlviii¿Qué es el ébola y cómo trabaja UNICEF para frenar el brote? (2014). Nueva York, EEUU.: *Organización de las Naciones Unidas, Fondo de las Naciones Unidas para la Infancia (Unicef)*. Información consultada el 20 de octubre de 2014, de http://www.unicef.es/actualidad-documentacion/noticias/que-es-el-ebola-y-como-trabaja-unicef-para-frenar-el-brote.

xlixSevillano, E.G. (2014). Tres tratamientos en cinco días para intentar salvar a Teresa. Madrid, España.: *El País*. Información vista el 30 de octubre de 2014, de http://politica.elpais.com/politica/2014/10/10/actualidad/1412975650_956849.html.

lXavier Sabé i Colom. (2014). Trabajamos sin miedo y con prudencia ante el Ébola. España, Unión Europea: *Inspectoría Salesiana María Auxiliadora*. Consultado el 30 de septiembre de 2014, de http://www.salesianos.edu/Articulos/5721/1/1/-Trabajamos-sin-miedo-y-con-prudencia-ante-el-bola.

liXavier Sabé i Colom. (2014). Trabajamos sin miedo y con prudencia ante el Ébola. España, Unión Europea: *Inspectoría Salesiana María Auxiliadora*. Consultado el 30 de septiembre de 2014, de http://www.salesianos.edu/Articulos/5721/1/1/-Trabajamos-sin-miedo-y-con-prudencia-ante-el-bola. También debe leer: ¿Qué es el ébola y cómo trabaja UNICEF para frenar el brote? (2014). Nueva York, EEUU.: *Organización de las Naciones Unidas, Fondo de las Naciones Unidas para la Infancia (Unicef)*. Información consultada y archivada el 2 de noviembre de 2014, de http://www.unicef.es/actualidad-documentacion/noticias/que-es-el-ebola-y-como-trabaja-unicef-para-frenar-el-brote.

liiSegún la Organización Mundial de la Salud. Vea lo dicho en: Manuel Ansede ¿Cuándo se puede decir que un contagiado de ébola está curado? (2014). Madrid, España.: *El País*. Información consultada el 2 de noviembre de 2014, de http://elpais.com/elpais/2014/10/06/ciencia/1412625919_542299.html.

liiiManuel Ansede ¿Cuándo se puede decir que un contagiado de ébola está curado? (2014). Madrid, España.: *El País*. Consultado el 30 de octubre de 2014, de http://elpais.com/elpais/2014/10/06/ciencia/1412625919_542299.html.

livCentros para el Control y la Prevención de Enfermedades. (2014). Preguntas y respuestas sobre la enfermedad y el virus del Ébola. Atlanta, GA. Información consultada el 30 de septiembre de 2014, de http://www.cdc.gov/vhf/ebola/spanish/preguntas.html. Usted también debe leer lo siguiente: Mary Pickett, M.D. (2014). Global cooperation needed to stop the spread of Ebola virus disease. Harvard University, MA: *Harvard Medical School (Harvard Health Publications)*. Consultado el 30 de septiembre de 2014, de http://www.health.harvard.edu/blog/global-cooperation-needed-stop-spread-ebola-virus-disease-201408017314.

lvJaime Prats. La sanitaria ya recibe sangre de pacientes curados. (2014). Madrid, España.: *El País*. Información consultada y archivada el 30 de octubre de 2014, de http://elpais.com/elpais/2014/10/07/ciencia/1412678601_915375.html.

lviJaime Prats. La sanitaria ya recibe sangre de pacientes curados. (2014). Madrid, España.: *El País*. Consultado el 30 de octubre de 2014, de http://elpais.com/elpais/2014/10/07/ciencia/1412678601_915375.html.

lvii¿Por qué está costando tanto controlar la propagación del ébola? (2014). Londres, Reino Unido.: British Broadcasting Corporation (BBC). [Versión electrónica:http://www.bbc.co.uk/mundo/noticias/2014/10/141010_salud_dificultad_para_controlar_propagacion_ebola_vj_kv].

lviiiJaime Prats. La sanitaria ya recibe sangre de pacientes curados. (2014). Madrid, España.: *El País*. Información consultada el 30 de octubre de 2014, de http://elpais.com/elpais/2014/10/07/ciencia/1412678601_915375.html.

lixSobre esto, lea lo siguiente: Centros para el Control y la Prevención de Enfermedades. (2014). **Preguntas y respuestas sobre la enfermedad y el virus del Ébola**. Atlanta, GA. Información consultada y archivada el 30 de septiembre de 2014, de http://www.cdc.gov/vhf/ebola/spanish/preguntas.html.

lxManuel Ansede **¿Cuándo se puede decir que un contagiado de ébola está curado?** (2014). Madrid, España.: *El País*. Consultado el 30 de octubre de 2014, de http://elpais.com/elpais/2014/10/06/ciencia/1412625919_542299.html. También debe leer: John Keenan. (2014). **Second Ebola patient sick, but stable**. Nebraska, EE. UU: *University of Nebraska Medical Center*. Consultado el 20 de octubre de 2014, dehttp://www.unmc.edu/news.cfm?match=15826.

lxiJaime Prats. **La sanitaria ya recibe sangre de pacientes curados**. (2014). Madrid, España.: *El País*. Información consultada el 2 de noviembre de 2014, de http://elpais.com/elpais/2014/10/07/ciencia/1412678601_915375.html.

lxiiJaime Prats. **La sanitaria ya recibe sangre de pacientes curados**. (2014). Madrid, España.: *El País*. Información consultada el 30 de octubre de 2014, de http://elpais.com/elpais/2014/10/07/ciencia/1412678601_915375.html.

lxiiiU.S. National Library of Medicine. (2014). **Fiebre hemorrágica del Ébola**. Bethesda, MD: *U.S. Department of Health and Human Services*. Consultado el 30 de septiembre de 2014, de http://www.nlm.nih.gov/medlineplus/spanish/ency/article /001339.htm.

lxivU.S. National Library of Medicine. (2014). **Fiebre hemorrágica del Ébola**. Bethesda, MD: *U.S. Department of Health and Human Services*. Consultado el 30 de septiembre de 2014, de http://www.nlm.nih.gov/medlineplus/spanish/ency/article /001339.htm.

lxv**Las claves de un virus letal**. (2014). Madrid, España.: *El País*. Consultado el 30 de octubre de 2014, de http://sociedad.elpais.com/sociedad/2014/08/06/actualida d/1407315678_420031.html. También debe leer: University of Maryland Medical Center. (2014). **Fiebre hemorrágica del Ébola**. *Baltimore, MD*. Consultado el 30 de septiembre de 2014, de http://umm.edu/health/medical/spanishency/articles/fieb re-hemorragica-del-ebola.

lxviU.S. National Library of Medicine. (2014). **Fiebre hemorrágica del Ébola**. Bethesda, MD: *U.S. Department of Health and Human Services*. Consultado el 30 de septiembre de 2014, de http://www.nlm.nih.gov/medlineplus/spanish/ency/article /001339.htm.

lxviiMike Dawson. (2014). **Ebola outbreak shows need for education in public health preparedness**. University Park, PA: *The Pennsylvania State University*. Consultado el 19 de octubre de 2014, de http://news.psu.edu/story/328223/2014/10 /02/academics/ebola-outbreak-shows-need-education-public-health-preparedness.

lxviii**Los médicos se niegan a atender a la primera paciente con ébola en España**. (2014). Moscú, Rusia.: *Russia Today (RT)*. Información consultada el 12 de octubre de 2014, de http://actualidad.rt.com/actualidad/view/142887-medicos-negarse-atender-ebola-espana. Elsa García. **El médico que trató a la enferma: "El traje de seguridad me quedaba corto"**. (2014). Madrid, España.: *El País*. Consultado el 30 de octubre de 2014, de http://politica.elpais.com/politica/2014/1 0/08/actualidad/1412800362_996180.html.

lxixEl análisis fue realizado por el Dr. Gavin Macgregor-Skinner, profesor de salud pública de la Universidad Estatal de Pennsylvania. Vea los resultados del análisis en: **Los sanitarios de EE UU exigen formación para tratar el ébola**. (2014). Madrid, España.: *El País*. Información consultada el 30 de octubre de 2014, de http://internacional.elpais.com/internacional/2014/10/13/actualidad/1413197506_260240.html.

[lxx]Manuel Ansede **¿Cuándo se puede decir que un contagiado de ébola está curado?** (2014). Madrid, España.: *El País.* Consultado el 30 de octubre de 2014, de http://elpais.com/elpais/2014/10/06/ciencia/1412625919_542299.html.

[lxxi]Manuel Ansede **¿Cuándo se puede decir que un contagiado de ébola está curado?** (2014). Madrid, España.: *El País.* Consultado el 30 de octubre de 2014, de http://elpais.com/elpais/2014/10/06/ciencia/1412625919_542299.html.

[lxxii]Máiquez, M. (2014). **Las claves del ébola: un virus que extiende su rastro mortal y cuya cura carece de financiación**. España, Unión Europea: *20minutos.* Consultado el 10 de octubre de 2014, de http://www.20minutos.es/noticia/2106358/0/ebola/epidemia/claves/.

[lxxiii]**¿Por qué es tan peligroso el ébola?** (2014). Londres, Reino Unido.: *British Broadcasting Corporation (BBC).* [Versión electrónica: http://www.bbc.co.uk/mundo/noticias/2014/08/140818_salud_ebola_peligro_az.shtml?print=1]. También debe leer: **Poll finds many in U.S. lack knowledge about Ebola and its transmission**. (2014). Harvard University, MA: *Harvard School of Public Health.* Consultada el 30 de septiembre de 2014, de http://www.hsph.harvard.edu/news/press-releases/poll-finds-many-in-us-lack-knowledge-about-ebola/.

[lxxiv]**¿Por qué es tan peligroso el ébola?** (2014). Londres, Reino Unido.: *British Broadcasting Corporation (BBC).* [Versión electrónica: http://www.bbc.co.uk/mundo/noticias/2014/08/140818_salud_ebola_peligro_az.shtml?print=1]. También debe leer: Alvin Powell. **Ebola's ripple effects**. (2014). Harvard University, MA.: *Harvard University Gazette.* Información consultada el 28 de octubre de 2014, de http://news.harvard.edu/gazette/story/2014/09/ebolas-ripple-effects/.

[lxxv]**¿Por qué es tan peligroso el ébola?** (2014). Londres, Reino Unido.: *British Broadcasting Corporation (BBC).* [Versión electrónica: http://www.bbc.co.uk/mundo/noticias/2014/08/140818_salud_ebola_peligro_az.shtml?print=1]. También debe leer: **Ebola's Escape From Africa Unlikely Though Not Impossible**. (2014). Yale University, EE. UU.: *Yale Global.* Consultado el 2 de noviembre de 2014, de http://yaleglobal.yale.edu/content/ebola%E2%80%99s-escape-africa-unlikely-though-not-impossible.

[lxxvi]Centros para el Control y la Prevención de Enfermedades. (2014). **Preguntas y respuestas sobre la enfermedad y el virus del Ébola**. Atlanta, GA. Consultado el 30 de septiembre de 2014, de http://www.cdc.gov/vhf/ebola/spanish/preguntas.html.

[lxxvii]Manuel Ansede **¿Cuándo se puede decir que un contagiado de ébola está curado?** (2014). Madrid, España.: *El País.* Consultado el 30 de octubre de 2014, de http://elpais.com/elpais/2014/10/06/ciencia/1412625919_542299.html.

[lxxviii]**Ebola's Escape From Africa Unlikely Though Not Impossible**. (2014). Yale University, EE. UU.: *Yale Global.* Información consultada el 30 de septiembre de 2014, de http://yaleglobal.yale.edu/content/ebola%E2%80%99s-escape-africa-unlikely-though-not-impossible.

[lxxix]**¿Cómo se contrae el virus del ébola?** (2014). Guaynabo, Puerto Rico.: *El Nuevo Día.* [Versión electrónica: http://www.elnuevodia.com/comosecontraeelvirusdelebola-1829955.html]. También debe leer la siguiente referencia: **Poll finds many in U.S. lack knowledge about Ebola and its transmission**. (2014). Harvard University, MA: *Harvard School of Public Health.* Consultada el 30 de septiembre de 2014, de http://www.hsph.harvard.edu/news/press-releases/poll-finds-many-in-us-lack-knowledge-about-ebola/.

[lxxx]¿**Cómo se contrae el virus del ébola?** (2014). Guaynabo, Puerto Rico.: *El Nuevo Día.* [Versión electrónica: http://www.elnuevodia.com/comosecontraeelvirus delebola-1829955.html]. También debe leer la siguiente referencia: **Poll finds many in U.S. lack knowledge about Ebola and its transmission.** (2014). Harvard University, MA: *Harvard School of Public Health.* Consultada el 30 de septiembre de 2014, de http://www.hsph.harvard.edu/news/press-releases/poll-finds-many-in-us-lack-knowledge-about-ebola/.

[lxxxi]¿**Pueden los humanos infectar a los animales de ébola?** (2014). Londres, Reino Unido.: *British Broadcasting Corporation (BBC).* [Versión electrónica: http://www.bbc.co.uk/mundo/noticias/2014/10/141008_salud_ebola_contagio_h umanos_animales_il].

[lxxxii]Manuel Ansede ¿**Cuándo se puede decir que un contagiado de ébola está curado?** (2014). Madrid, España.: *El País.* Consultado el 30 de octubre de 2014, de http://elpais.com/elpais/2014/10/06/ciencia/1412625919_542299.html.

[lxxxiii]Xavier Sabé i Colom. (2014). **Trabajamos sin miedo y con prudencia ante el Ébola.** España, Unión Europea: *Inspectoría Salesiana María Auxiliadora.* Consultado el 30 de septiembre de 2014, de http://www.salesianos.edu/Articulos/5721/1/1/-Trabajamos-sin-miedo-y-con-prudencia-ante-el-bola.

[lxxxiv]**Cientos de miles de virus desconocidos circulan entre los animales.** (2013). Londres, Reino Unido.: *British Broadcasting Corporation (BBC).* Recuperado el 30 de diciembre de 2013, de http://news.bbc.co.uk/hi/spanish/news/.

[lxxxv]Para más información sobre lo dicho, debe leer la siguiente referencia: **Los 10 virus más letales para el ser humano.** (2014). Chiasso, Suiza: *The Blasting News.* Consultado el 30 de septiembre de 2014, de http://es.blastingnews.com/ocio-cultura/2014/09/los-10-virus-mas-letales-para-el-ser-humano-00131157.html.

[lxxxvi]**Cientos de miles de virus desconocidos circulan entre los animales.** (2013). Londres, Reino Unido.: *British Broadcasting Corporation (BBC).* Recuperado el 30 de diciembre de 2013, de http://news.bbc.co.uk/hi/spanish/news/.

[lxxxvii]Sobre lo dicho, lea la siguiente referencia: **Los virus que tienes escondidos en tu cuerpo sin saberlo.** (2014). Londres, Reino Unido.: *British Broadcasting Corporation (BBC).* [Versión electrónica: http://www.bbc.co.uk/mundo/noticias/20 14/09/140917_salud_virus_cuerpos_sanos_il].

[lxxxviii]Michaeleen Doucleff. **Ebola Is Rapidly Mutating As It Spreads Across West Africa.** (2014). Yale University, EE. UU.: *Yale Global.* Consultado el 30 de septiembre de 2014, de http://yaleglobal.yale.edu/content/ebola-rapidly-mutating-it-spreads-across-west-africa.

[lxxxix]Michaeleen Doucleff. **Ebola Is Rapidly Mutating As It Spreads Across West Africa.** (2014). Yale University, EE. UU.: *Yale Global.* Consultado el 30 de septiembre de 2014, de http://yaleglobal.yale.edu/content/ebola-rapidly-mutating-it-spreads-across-west-africa.

[xc]Manuel Ansede ¿**Cuándo se puede decir que un contagiado de ébola está curado?** (2014). Madrid, España.: *El País.* Consultado el 30 de octubre de 2014, de http://elpais.com/elpais/2014/10/06/ciencia/1412625919_542299.html.

[xci]Robert Cooke and Lori Shanks. **Attacking Ebola.** (2011). Harvard University, MA.: *Harvard University Gazette.* Información consultada el 28 de octubre de 2014, de http://news.harvard.edu/gazette/story/2011/08/attacking-ebola/.

[xcii]Para más información sobre lo dicho, debe leer la siguiente referencia: **Diez claves para entender el ébola.** (2014). Madrid, España.: *Público.* Información consultada el 2 de noviembre de 2014, de http://www.publico.es/537478/diez-claves-para-entender-el-ebola.

xciiiPara más información sobre lo dicho, debe leer la siguiente referencia: Centros para el Control y la Prevención de Enfermedades. (2014). **Preguntas y respuestas sobre la enfermedad y el virus del Ébola**. Atlanta, GA. Consultado el 30 de septiembre de 2014, de http://www.cdc.gov/vhf/ebola/spanish/preguntas.html. También debe leer la siguiente referencia: **Poll finds many in U.S. lack knowledge about Ebola and its transmission**. (2014). Harvard University, MA: *Harvard School of Public Health*. Consultada el 30 de septiembre de 2014, de http://www.hsph.harvard.edu/news/press-releases/poll-finds-many-in-us-lack-kno wledge-about-ebola/.

xcivSobre esto, debe leer: Davries, D. (2014). **Two faculty perspectives on ebola**. Hamilton, NY.: *Colgate University*. Consultado el 10 de octubre de 2014, de http://news.colgate.edu/2014/10/two-faculty-perspectives-on-ebola.html/.

xcvManuel Ansede **¿Cuándo se puede decir que un contagiado de ébola está curado?** (2014). Madrid, España.: *El País*. Consultado el 30 de octubre de 2014, de http://elpais.com/elpais/2014/10/06/ciencia/1412625919_542299.html.

xcvi**¿Por qué es tan peligroso el ébola?** (2014). Londres, Reino Unido.: *British Broadcasting Corporation (BBC)*. [Versión electrónica: http://www.bbc.co.uk/mundo/ noticias/2014/08/140818_salud_ebola_peligro_az.shtml?print=1]. También debe leer: Powell, A. (2014). **Ebola's ripple effects**. Harvard University, MA.: *Harvard University Gazette*. Información consultada y archivada el 2 de noviembre de 2014, de http://news.harvard.edu/gazette/story/2014/09/ebolas-ripple-effects/. Girard, L. (2014). **Ebola genomes sequenced**. Harvard University, MA: *Harvard University Gazette*. Información consultada y archivada el 2 de noviembre de 2014, de http://news.harvard.edu/gazette/story/2014/08/ebola-genomes-sequenced/.

xcviiDavid Robson **¿Qué tan fácilmente se propagan los gérmenes en los aviones?** (2014). Londres, Reino Unido.: *British Broadcasting Corporation (BBC)*. [Versión electrónica: http://www.bbc.co.uk/mundo/noticias/2014/08/140818_ve rt_fut_salud_ebola_propagacion_aerea_mesde.shtml?print=1].

xcviiiDebe leer la siguiente referencia: Mary Pickett, M.D.(2014). **Global cooperation needed to stop the spread of Ebola virus disease**. Harvard University, MA: *Harvard Medical School (Harvard Health Publications)*. Consultado el 30 de septiembre de 2014, de http://www.health.harvard.edu/blog/global-cooperation-needed-stop-spread-ebola-virus-disease-201408017314.

xcixUniversidad Católica de Murcia. **Comunicado de condolencia por el fallecimiento del sacerdote, Miguel Pajares**. (2014). España, Unión Europea. Consultado el 30 de septiembre de 2014, de http://www.ucam.edu/news/comunic ado-de-condolencia.

cVea el análisis de Ana Ayala, profesora de la Universidad de Georgetown, en: **¿Qué tanto sirve poner controles en los aeropuertos para contener el ébola?** (2014). Londres, Reino Unido.: *British Broadcasting Corporation (BBC)*. Información analizada el 2 de noviembre de 2014, de http://www.bbc.co.uk/mundo/noticias/2014/10/1 41009_eeuu_ebola_aeropuertos_efectividad_tsb].

ci**¿Por qué es tan peligroso el ébola?** (2014). Londres, Reino Unido.: *British Broadcasting Corporation (BBC)*. [Versión electrónica: http://www.bbc.co.uk/mundo/ noticias/2014/08/140818_salud_ebola_peligro_az.shtml?print=1]. También debe leer: **Ebola's Escape From Africa Unlikely Though Not Impossible**. (2014). Yale University, EE. UU.: *Yale Global*. Consultado el 2 de noviembre de 2014, de http://yaleglobal.yale.edu/content/ebola%E2%80%99s-escape-africa-unlikely-thou

gh-not-impossible. Powell, A. (2014). **Understanding Ebola**. Harvard University, MA.: *Harvard University Gazette*. Información consultada el 31 de octubre de 2014, de http://news.harvard.edu/gazette/story/2014/08/understanding-ebola/.

ciiVea los resultados del análisis del profesor de la Universidad Queen Mary, ubicada en Reino Unido, en: David Robson **¿Qué tan fácilmente se propagan los gérmenes en los aviones?** (2014). Londres, Reino Unido.: *British Broadcasting Corporation (BBC)*. [Versión electrónica: http://www.bbc.co.uk/mundo/noticias/20 14/08/140818_vert_fut_salud_ebola_propagacion_aerea_mesde.shtml?print=1].

ciiiDavid Robson **¿Qué tan fácilmente se propagan los gérmenes en los aviones?** (2014). Londres, Reino Unido.: *British Broadcasting Corporation (BBC)*. [Versión electrónica: http://www.bbc.co.uk/mundo/noticias/2014/08/140818_ve rt_fut_salud_ebola_propagacion_aerea_mesde.shtml?print=1].

civDavid Robson **¿Qué tan fácilmente se propagan los gérmenes en los aviones?** (2014). Londres, Reino Unido.: *British Broadcasting Corporation (BBC)*. [Versión electrónica: http://www.bbc.co.uk/mundo/noticias/2014/08/140818_ve rt_fut_salud_ebola_propagacion_aerea_mesde.shtml?print=1].

cvDavid Robson **¿Qué tan fácilmente se propagan los gérmenes en los aviones?** (2014). Londres, Reino Unido.: *British Broadcasting Corporation (BBC)*. [Versión electrónica: http://www.bbc.co.uk/mundo/noticias/2014/08/140818_ve rt_fut_salud_ebola_propagacion_aerea_mesde.shtml?print=1]. También debe leer: **Aíslan avión por sospecha de ébola en Madrid**. (2014). Guaynabo, Puerto Rico.: *El Nuevo Día*. [Versión electrónica: http://www.elnuevodia.com/aislanavionporsos pechadeebolaenmadrid-1874238.html].

cviDavid Robson **¿Qué tan fácilmente se propagan los gérmenes en los aviones?** (2014). Londres, Reino Unido.: *British Broadcasting Corporation (BBC)*. [Versión electrónica: http://www.bbc.co.uk/mundo/noticias/2014/08/140818_ve rt_fut_salud_ebola_propagacion_aerea_mesde.shtml?print=1].

cvii**¿Por qué es tan peligroso el ébola?** (2014). Londres, Reino Unido.: *British Broadcasting Corporation (BBC)*. [Versión electrónica: http://www.bbc.co.uk/mundo/ noticias/2014/08/140818_salud_ebola_peligro_az.shtml?print=1]. También debe leer: **Ebola epidemic in U.S. unlikely**. (2014). Harvard University, MA: *Harvard School of Public Health*. Información consultada y archivada el 2 de noviembre de 2014, de http://www.hsph.harvard.edu/news/hsph-in-the-news/ebola-epidemic-in-us-unlikely/. Alvin Powell. **Understanding Ebola**. (2014). Harvard University, MA.: *Harvard University Gazette*. Información consultada el 2 de noviembre de 2014, de http://news.harvard.edu/gazette/story/2014/08/understanding-ebola/.

cviii**¿Qué es el ébola y cómo trabaja UNICEF para frenar el brote?** (2014). Nueva York, EEUU.: *Organización de las Naciones Unidas, Fondo de las Naciones Unidas para la Infancia (Unicef)*. Información consultada el 31 de octubre de 2014, de http://www.unicef.es/actualidad-documentacion/noticias/que-es-el-ebola-y-como-trabaja-unicef-para-frenar-el-brote.

cixDavid Robson **¿Qué tan fácilmente se propagan los gérmenes en los aviones?** (2014). Londres, Reino Unido.: *British Broadcasting Corporation (BBC)*. [Versión electrónica: http://www.bbc.co.uk/mundo/noticias/2014/08/140818_ve rt_fut_salud_ebola_propagacion_aerea_mesde.shtml?print=1].

cxFrancisco G. Basterra. **Vulnerables**. (2014). Madrid, España.: *El País*. Consultado el 30 de octubre de 2014, de http://internacional.elpais.com/internacional/2014/10 /10/actualidad/1412966364_450687.html.

cxiCentros para el Control y la Prevención de Enfermedades. (2014). **Fiebre hemorrágica del Ébola**. Atlanta, GA. Información consultada el 30 de septiembre de 2014, de http://www.cdc.gov/vhf/ebola/spanish/sintomas.html.

cxiiU.S. National Library of Medicine. (2014). **Fiebre hemorrágica del Ébola**. Bethesda, MD: *U.S. Department of Health and Human Services*. Consultado el 30 de septiembre de 2014, de http://www.nlm.nih.gov/medlineplus/spanish/ency/article /001339.htm.

cxiiiMáiquez, M. (2014). **Las claves del ébola: un virus que extiende su rastro mortal y cuya cura carece de financiación**. España, Unión Europea: *20minutos*. Consultado el 31 de octubre de 2014, de http://www.20minutos.es/noticia/210635 8/0/ebola/epidemia/claves/.

cxiv**¿Por qué es tan peligroso el ébola?** (2014). Londres, Reino Unido.: *British Broadcasting Corporation (BBC)*. [Versión electrónica: http://www.bbc.co.uk/mundo/ noticias/2014/08/140818_salud_ebola_peligro_az.shtml?print=1]. También debe leer: **Combating Ebola by gaining trust**. (2014). Harvard University, MA: *Harvard School of Public Health*. Información consultada el 30 de septiembre de 2014, de http://www.hsph.harvard.edu/news/hsph-in-the-news/combating-ebola-by-gaining-trust/.

cxvCentros para el Control y la Prevención de Enfermedades. (2014). **Preguntas y respuestas sobre la enfermedad y el virus del Ébola**. Atlanta, GA. Consultado el 30 de septiembre de 2014, de http://www.cdc.gov/vhf/ebola/spanish/preguntas.h tml. También debe leer: **Combating Ebola by gaining trust**. (2014). Harvard University, MA: *Harvard School of Public Health*. Consultada el 30 de septiembre de 2014, de http://www.hsph.harvard.edu/news/hsph-in-the-news/combating-ebola-by-gaining-trust/.

cxvi**¿Qué es el ébola y cómo trabaja UNICEF para frenar el brote?** (2014). Nueva York, EEUU.: *Organización de las Naciones Unidas, Fondo de las Naciones Unidas para la Infancia (Unicef)*. Información consultada el 31 de octubre de 2014, de http://www.unicef.es/actualidad-documentacion/noticias/que-es-el-ebola-y-como-trabaja-unicef-para-frenar-el-brote.

cxvii**¿Por qué es tan peligroso el ébola?** (2014). Londres, Reino Unido.: *British Broadcasting Corporation (BBC)*. [Versión electrónica: http://www.bbc.co.uk/mundo/ noticias/2014/08/140818_salud_ebola_peligro_az.shtml?print=1]. También debe leer: **Combating Ebola by gaining trust**. (2014). Harvard University, MA: *Harvard School of Public Health*. Información consultada el 31 de octubre de 2014, de http://www.hsph.harvard.edu/news/hsph-in-the-news/combating-ebola-by-gaining-trust/.

cxviiiElsa García. **Aislamiento estricto del paciente**. (2014). Madrid, España.: *El País*. Consultado el 30 de octubre de 2014, de http://www.elpais.com/.

cxixMary Pickett, M.D. (2014). **Global cooperation needed to stop the spread of Ebola virus disease**. Harvard University, MA: *Harvard Medical School (Harvard Health Publications)*. Información consultada y archivada el 31 de octubre de 2014, de http://www.health.harvard.edu/blog/global-cooperation-needed-stop-spread-ebola -virus-disease-201408017314.

cxxMary Pickett, M.D. (2014). **Global cooperation needed to stop the spread of Ebola virus disease**. Harvard University, MA: *Harvard Medical School (Harvard Health Publications)*. Información consultada el 30 de septiembre de 2014, de http://www.health.harvard.edu/blog/global-cooperation-needed-stop-spread-ebola -virus-disease-201408017314.

cxxiVea las palabras de Agustín Benito Llanes, director del Centro Nacional de Medicina Tropical de España, en: Salas, J. (2014). **Una persona expuesta no** debió estar todo ese tiempo sin controlar. Madrid, España.: *El País*. Consultado el 20 de octubre de 2014, de http://elpais.com/elpais/2014/10/10/ciencia/141295 4187_466741.html.

cxxii Manuel Ansede **¿Cuándo se puede decir que un contagiado de ébola está curado?** (2014). Madrid, España.: *El País*. Consultado el 30 de octubre de 2014, de http://elpais.com/elpais/2014/10/06/ciencia/1412625919_542299.html.

cxxiii Elsa García. **Aislamiento estricto del paciente**. (2014). Madrid, España.: *El País*. Consultado el 30 de octubre de 2014, de http://www.elpais.com/. También debe leer la siguiente referencia: **La guerra biológica de Liberia contra el ébola**. (2014). Nueva York, EEUU.: *Organización de las Naciones Unidas, Fondo de las Naciones Unidas para la Infancia (Unicef)*. Información consultada el 2 de noviembre de 2014, de http://www.unicef.es/actualidad-documentacion/blog/la-guerra-biologica-de-li beria-contra-el-ebola.

cxxiv Manuel Ansede **¿Cuándo se puede decir que un contagiado de ébola está curado?** (2014). Madrid, España.: *El País*. Consultado el 30 de octubre de 2014, de http://elpais.com/elpais/2014/10/06/ciencia/1412625919_542299.html.

cxxv **Creman restos de víctima del ébola en Estados Unidos**. (2014). Guaynabo, Puerto Rico.: *Primera Hora*. Versión electrónica: http://www.primerahora.com/noti cias/estadosunidos/nota/cremanrestosdevictimadelebolaenestadosunidos-1040876.

cxxvi **¿Por qué es tan peligroso el ébola?** (2014). Londres, Reino Unido.: *British Broadcasting Corporation (BBC)*. [Versión electrónica: http://www.bbc.co.uk/mundo/ noticias/2014/08/140818_salud_ebola_peligro_az.shtml?print=1]. También debe leer: **Combating Ebola by gaining trust**. (2014). Harvard University, MA: *Harvard School of Public Health*. Información consultada el 3 de noviembre de 2014, de http://www.hsph.harvard.edu/news/hsph-in-the-news/combating-ebola-by-gaining-trust/.

cxxvii **Combating Ebola by gaining trust**. (2014). Harvard University, MA: *Harvard School of Public Health*. Información consultada el 30 de septiembre de 2014, de http://www.hsph.harvard.edu/news/hsph-in-the-news/combating-ebola-by-gainin g-trust/. También debe leer: **Ebola's disastrous effects could ramp up significantly**. (2014). Harvard University, MA: *Harvard School of Public Health*. Consultada el 30 de septiembre de 2014, de http://www.hsph.harvard.edu/news/h sph-in-the-news/ebolas-disastrous-effects-could-ramp-up-significantly/.

cxxviii **Las claves de un virus letal**. (2014). Madrid, España.: *El País*. Consultado el 30 de octubre de 2014, de http://sociedad.elpais.com/sociedad/2014/08/06/actual idad/1407315678_420031.html.

cxxix Centros para el Control y la Prevención de Enfermedades. (2014). **Preguntas y respuestas sobre la enfermedad y el virus del Ébola**. Atlanta, GA. Consultado el 30 de septiembre de 2014, de http://www.cdc.gov/vhf/ebola/spanish/preguntas.html.

cxxx Centros para el Control y la Prevención de Enfermedades. (2014). **Preguntas y respuestas sobre la enfermedad y el virus del Ébola**. Atlanta, GA. Consultado el 30 de septiembre de 2014, de http://www.cdc.gov/vhf/ebola/spanish/preguntas.html. También debe leer: Powell, A. (2014). **Understanding Ebola**. Harvard University, MA.: *Harvard University Gazette*. Información consultada el 28 de octubre de 2014, de http://news.harvard.edu/gazette/story/2014/08/understanding-ebola/.

cxxxi **Las claves de un virus letal**. (2014). Madrid, España.: *El País*. Consultado el 30 de octubre de 2014, de http://sociedad.elpais.com/sociedad/2014/08/06/actualida d/1407315678_420031.html.

cxxxii U.S. National Library of Medicine. (2014). **Fiebre hemorrágica del Ébola**. Bethesda, MD: *U.S. Department of Health and Human Services*. Consultado el 30 de septiembre de 2014, de http://www.nlm.nih.gov/medlineplus/spanish/ency/article

cxxxiiiSegún la Administración de Drogas y Alimentos (FDA) de Estados Unidos. Vea lo anterior en: Paula Andalo. **Ébola: alerta por fraudes con drogas**. (2014). Los Ángeles, California.: *Univision Communications Inc.* Recuperado el 1 de noviembre de 2014, de http://salud.univision.com/es/noticias/%C3%A9bola-alerta-por-fraudes-con-drogas?ftloc=homepage1:wcmWidgetUimHomepageStage&ftpos=homepage1: wcmWidgetUimHomepageStage:8.

cxxxivElías García. (2014) **¿Qué medidas deben adoptar los países para contener el ébola?** Londres, Reino Unido.: *British Broadcasting Corporation (BBC).* [Versión electrónica:http://www.bbc.co.uk/mundo/noticias/2014/10/141008_ebola_oms_ recomendaciones_america_latina_egn].

cxxxvLa OMS advierte que hay casos ocultos de ébola y zonas grises donde no pueden entrar médicos. (2014). Madrid, España.: *Público.* Información consultada el 30 de septiembre de 2014, de http://www.publico.es/actualidad/540086/la-oms-advierte-que-hay-casos-ocultos-de-ebola-y-zonas-grises-donde-no-pueden-entrar-medicos.

cxxxviCombating Ebola by gaining trust. (2014). Harvard University, MA: *Harvard School of Public Health.* Información consultada el 30 de septiembre de 2014, de http://www.hsph.harvard.edu/news/hsph-in-the-news/combating-ebola-by-gainin g-trust/. También debe leer: **Ebola's disastrous effects could ramp up significantly.** (2014). Harvard University, MA: *Harvard School of Public Health.* Información conseguida, analizada y archivada el 3 de noviembre de 2014, de http://www.hsph.harvard.edu/news/hsph-in-the-news/ebolas-disastrous-effects-c ould-ramp-up-significantly/.

cxxxvii¿Por qué es tan peligroso el ébola? (2014). Londres, Reino Unido.: *British Broadcasting Corporation (BBC).* [Versión electrónica: http://www.bbc.co.uk/mundo/ noticias/2014/08/140818_salud_ebola_peligro_az.shtml?print=1]. También debe leer: **Enfermera española da positivo a ébola**. (2014). Guaynabo, Puerto Rico.: *El Nuevo Día.* Información consultada y archivada el 3 de noviembre de 2014, de http://www.elnuevodia.com/enfermeraespanoladapositivoaebola-1867823.html.

cxxxviiiMueren los cinco héroes investigadores del ébola. (2014). Venezuela, Latinoamérica: *Editora de El Carabobeño.* Consultado el 30 de septiembre de 2014, de http://www.el-carabobeno.com/articulo/articulo/88161/mueren--los-cinco-hroes-investigadores-del-bola.

cxxxix¿Cómo ataca el virus del ébola al organismo humano? (2014). Moscú, Rusia.: *Russia Today (RT).* Información consultada el 30 de octubre de 2014, de http://actualidad.rt.com/actualidad/view/143787-ebola-atacar-cuerpo-salud.

cxlJaime Prats. (2014) **¿En qué consiste el tratamiento experimental contra el ébola?** Madrid, España.: *El País.* Consultado el 30 de octubre de 2014, de http://sociedad.elpais.com/sociedad/2014/08/07/actualidad/1407408112_524579 .html. También debe leer: Andrew Pollock. **U.S. Will Increase Production of the Ebola Drug ZMapp, but May Not Meet Demand**. (2014). Harvard University, EE. UU.: *The Petrie-Flom Center for Health Law Policy, Biotechnology, and Bioethics at Harvard Law School.* Información conseguida, analizada y archivada el 30 de octubre de 2014, de http://petrieflom.law.harvard.edu/resources/article/u.s.-will-increase-production-of-the-ebola-drug-zmapp-but-may-not-meet-dema.

cxliJavier Salas. **382 trabajadores sanitarios se han contagiado en este brote en África**. (2014). Madrid, España.: *El País.* Consultado el 31 de octubre de 2014, de http://elpais.com/elpais/2014/10/07/ciencia/1412669800_891180.html.

cxlii**Reportan segundo caso de ébola en Texas**. (2014). Guaynabo, Puerto Rico.: *El Nuevo Día*. Información consultada y archivada el 3 de noviembre de 2014, de http://www.elnuevodia.com/reportansegundocasodeebolaentexas-1871561.html.

cxliiiAlvin Powell. **Ebola's ripple effects**. (2014). Harvard University, MA: *Harvard University Gazette*. Información consultada y archivada el 2 de noviembre de 2014, de http://news.harvard.edu/gazette/story/2014/09/ebolas-ripple-effects/.

cxlivAlvin Powell. **Ebola's ripple effects**. (2014). Harvard University, MA: *Harvard University Gazette*. Información conseguida, analizada y archivada el 2 de noviembre de 2014, de http://news.harvard.edu/gazette/story/2014/09/ebolas-ripple-effects/.

cxlv**Mueren los cinco héroes investigadores del ébola**. (2014). Venezuela, Latinoamérica: *Editora de El Carabobeño*. Consultado el 30 de septiembre de 2014, de http://www.el-carabobeno.com/articulo/articulo/88161/mueren--los-cinco-hroes-investigadores-del-bola. También debe leer: **Ebola containment requires international collaboration**. (2014). Harvard University, MA: *Harvard School of Public Health*. Información conseguida y analizada el 30 de octubre de 2014, de http://www.hsph.harvard.edu/news/hsph-in-the-news/ebola-containment-requires -international-collaboration/.

cxlviVea las palabras de Agustín Benito Llanes, director del Centro Nacional de Medicina Tropical de España, en: Salas, J. (2014). **Una persona expuesta no debió estar todo ese tiempo sin controlar**. Madrid, España.: *El País*. Consultado el 20 de octubre de 2014, de http://elpais.com/elpais/2014/10/10/ciencia/141295 4187_466741.html.

cxlviiNatalia Junquera. **Palpas la vena, sale sangre y tienes miedo a pincharte, pero es tu trabajo**. (2014). Madrid, España.: *El País*. Consultado el 30 de octubre de 2014, de http://politica.elpais.com/politica/2014/10/10/actualidad/141296689 8_991139.html.

cxlviii**El hospital de EE UU no aisló al paciente que llegaba de Liberia**. (2014). Madrid, España.: *El País*. Información consultada el 30 de octubre de 2014, de http://politica.elpais.com/politica/2014/10/02/actualidad/1412235751_282273.ht ml. También debe leer: **Ebola epidemic is stoppable**. (2014). Harvard University, MA: Harvard School of Public Health. Consultada el 30 de octubrede 2014, de http://www.hsph.harvard.edu/news/hsph-in-the-news/ebola-epidemic-is-stoppable/.

cxlix**El hospital de EE UU no aisló al paciente que llegaba de Liberia**. (2014). Madrid, España.: *El País*. Información consultada el 30 de octubre de 2014, de http://politica.elpais.com/politica/2014/10/02/actualidad/1412235751_282273.ht ml. También debe leer: **Ebola epidemic is stoppable**. (2014). Harvard University, MA: Harvard School of Public Health. Consultada el 30 de octubrede 2014, de http://www.hsph.harvard.edu/news/hsph-in-the-news/ebola-epidemic-is-stoppable/.

clDebe leer: **¿Qué significa que haya una emergencia internacional por ébola?** (2014). Londres, Reino Unido.: *British Broadcasting Corporation (BBC)*. [Versión electrónica:http://www.bbc.co.uk/mundo/noticias/2014/08/140808_salud_ebola _emergencia_internacional_oms_ch.shtml?print=1].

cliNaranjo, J. (2014). **Necesitamos inventar algo nuevo para enfrentarnos a esta epidemia**. Madrid, España.: *El País*. Consultado el 30 de octubre de 2014, de http://elpais.com/elpais/2014/10/02/planeta_futuro/1412269956_254237.html.

cliiGlorimar Velázquez. **El Ébola y su tratamiento experimental**. (2014). San Juan, Puerto Rico. *Universidad de Puerto Rico, Diálogo*. Información consultada y archivada el 28 de octubre de 2014, http://dialogodigital.upr.edu/index.php/El-Ebola-y-su-tratamiento-experimental.html#.VCsMfGd5Nac.

cliiiGlorimar Velázquez. **El Ébola y su tratamiento experimental**. (2014). San Juan, Puerto Rico. Universidad de Puerto Rico, *Diálogo*. Información consultada y archivada el 28 de octubre de 2014, http://dialogodigital.upr.edu/index.php/El-Ebola-y-su-tratamiento-experimental.html#.VCsMfGd5Nac.

clivAlvin Powell. **A wake-up call on Ebola**. (2014). Harvard University, MA.: *Harvard University Gazette*. Información consultada el 31 de octubre de 2014, de http://news.harvard.edu/gazette/story/2014/10/a-wake-up-call-on-ebola/.

clvVea las palabras de Agustín Benito Llanes, director del Centro Nacional de Medicina Tropical de España, en: Salas, J. (2014). **Una persona expuesta no debió estar todo ese tiempo sin controlar**. Madrid, España.: *El País*. Consultado el 20 de octubre de 2014, de http://elpais.com/elpais/2014/10/10/ciencia/141295 4187_466741.html.

clvi**¿Por qué es tan peligroso el ébola?** (2014). Londres, Reino Unido.: *British Broadcasting Corporation (BBC)*. [Versión electrónica: http://www.bbc.co.uk/mundo/noticias/2014/08/140818_salud_ebola_peligro_az.shtml?print=1]. También debe leer: Mary Pickett, M.D. (2014). **Global cooperation needed to stop the spread of Ebola virus disease**. Harvard University, MA: Harvard Medical School *(Harvard Health Publications)*. Información leída y archivada el 30 de septiembre de 2014, de http://www.health.harvard.edu/blog/global-cooperation-needed-stop-spread-ebola-virus-disease-201408017314. Robert Cooke and Lori Shanks. **Attacking Ebola**. (2011). Harvard University, MA.: *Harvard University Gazette*. Información consultada el 28 de octubre de 2014, de http://news.harvard.edu/gazette/story/2011/08/attac king-ebola/.

clviiVea las palabras de Agustín Benito Llanes, director del Centro Nacional de Medicina Tropical de España, en: Salas, J. (2014). **Una persona expuesta no debió estar todo ese tiempo sin controlar**. Madrid, España.: *El País*. Consultado el 20 de octubre de 2014, de http://elpais.com/elpais/2014/10/10/ciencia/141295 4187_466741.html.

clviii**¿Por qué es tan peligroso el ébola?** (2014). Londres, Reino Unido.: *British Broadcasting Corporation (BBC)*. [Versión electrónica: http://www.bbc.co.uk/mundo/noticias/2014/08/140818_salud_ebola_peligro_az.shtml?print=1]. También debe leer: Mary Pickett, M.D.(2014). **Global cooperation needed to stop the spread of Ebola virus disease**. *Harvard University*, MA: Harvard Medical School (Harvard Health Publications). Información conseguida, analizada y archivada el 30 de septiembre de 2014, de http://www.health.harvard.edu/blog/global-cooperation-needed-stop-spread-ebola-virus-disease-201408017314. Robert Cooke & Lori Shanks. **Attacking Ebola**. (2011). Harvard University, MA.: *Harvard University Gazette*. Información conseguida, analizada y archivada el 28 de octubre de 2014, de http://news.harvard.edu/gazette/story/2011/08/attacking-ebola/.

clixDomínguez, N. (2014). **El contagio solo se explica por un fallo humano**. Madrid, España.: *El País*. Información consultada el 30 de octubre de 2014, de http://elpais.com/elpais/2014/10/06/ciencia/1412622484_273220.html.

clx**¿Qué tanto sirve poner controles en los aeropuertos para contener el ébola?** (2014). Londres, Reino Unido.: *British Broadcasting Corporation (BBC)*. [Versión electrónica:http://www.bbc.co.uk/mundo/noticias/2014/10/141009_eeuu_ebola_aeropuertos_efectividad_tsb]. También debe leer: Manny Fernandez & Dave Philipps. **Death of Thomas Eric Duncan in Dallas Fuels Alarm Over Ebola**. (2014). Harvard University, EE. UU.: *The Petrie-Flom Center for Health Law Policy, Biotechnology, and Bioethics at Harvard Law School*. Consultado el 27 de octubre de 2014, de http://petrieflom.law.harvard.edu/resources/article/death-of-thomas-eric-dunc

an-in-dallas-fuels-alarm-over-ebola.

[clxi]Basterra, F.G. (2014). **Vulnerables**. Madrid, España.: *El País*. Consultado el 30 de octubre de 2014, de http://internacional.elpais.com/internacional/2014/10/10/act ualidad/1412966364_450687.html.

[clxii]Vicente Jiménez. **Estados Unidos intenta combatir la ansiedad de la población por el ébola**. (2014). Madrid, España.: *El País*. Consultado el 30 de octubre de 2014, de http://internacional.elpais.com/internacional/2014/10/19/act ualidad/1413740104_932447.html.

[clxiii]**El ébola desalienta el turismo en África**. (2014). Guaynabo, Puerto Rico.: *Periódico Índice*. Información consultada y archivada el 30 de septiembre de 2014, de http://www.indicepr.com/noticias/2014/09/14/news/27797/el-ebola-desalienta-el-turismo-en-africa/.

[clxiv]**Las claves de un virus letal**. (2014). Madrid, España.: *El País*. Consultado el 30 de diciembre de 2014, de http://sociedad.elpais.com/sociedad/2014/08/06/actuali dad/1407315678_420031.html.

[clxv]**¿Por qué es tan peligroso el ébola?** (2014). Londres, Reino Unido.: *British Broadcasting Corporation (BBC)*. Informacion consulada el 31 de octubre de 2014, de http://www.bbc.co.uk/mundo/noticias/2014/08/140818_salud_ebola_peligro_az. shtml?print=1. También debe leer: **Ebola containment requires international collaboration**. (2014). Harvard University, MA: *Harvard School of Public Health*. Consultada el 30 de octubre de 2014, de http://www.hsph.harvard.edu/news/hsph -in-the-news/ebola-containment-requires-international-collaboration/.

[clxvi]Junquera, N. (2014). **Palpas la vena, sale sangre y tienes miedo a pincharte, pero es tu trabajo**. Madrid, España.: *El País*. Consultado el 30 de octubre de 2014, de http://politica.elpais.com/politica/2014/10/10/actualidad/1412966898_991139.html.

[clxvii]Elías García. (2014) **¿Qué medidas deben adoptar los países para contener el ébola?** Londres, Reino Unido.: *British Broadcasting Corporation (BBC)*. Información consultada el 25 de octubre de 2014, de http://www.bbc.co.uk/mundo/noticias/20 14/10/141008_ebola_oms_recomendaciones_america_latina_egn].

[clxviii]**Ebola outbreak: African officials join Harvard experts to strategize**. (2014).Harvard University, MA: *Harvard School of Public Health*. Consultada el 30 de septiembre de 2014, de http://www.hsph.harvard.edu/news/hsph-in-the-news/ebo la-outbreak-african-officials-join-harvard-experts-to-strategize/.

[clxix]Elsa García. **Aislamiento estricto del paciente**. (2014). Madrid, España.: *El País*. Consultado el 30 de octubre de 2014, de http://www.elpais.com/.

[clxx]Junquera, N. (2014). **Palpas la vena, sale sangre y tienes miedo a pincharte, pero es tu trabajo**. Madrid, España.: *El País*. Consultado el 30 de octubre de 2014, de http://politica.elpais.com/politica/2014/10/10/actualidad/1412966898_991139.html.

[clxxi]**¿Por qué es tan peligroso el ébola?** (2014). Londres, Reino Unido.: *British Broadcasting Corporation (BBC)*. [Versión electrónica: http://www.bbc.co.uk/mundo/ noticias/2014/08/140818_salud_ebola_peligro_az.shtml?print=1]. También debe leer: Alvin Powell. **Understanding Ebola**. (2014). Harvard University, MA: *Harvard University Gazette*. Información consultada el 28 de octubre de 2014, de http://news.harvard.edu/gazette/story/2014/08/understanding-ebola/.

[clxxii]Natalia Junquera. **Palpas la vena, sale sangre y tienes miedo a pincharte, pero es tu trabajo**. (2014). Madrid, España.: *El País*. Consultado el 30 de octubre de 2014, de http://politica.elpais.com/politica/2014/10/10/actualidad/141296689 8_991139.html.

clxxiiiAlvin Powell. **Understanding Ebola**. (2014). Harvard University, MA: *Harvard University Gazette*. Información consultada y analizada el 25 de octubre de 2014, de http://news.harvard.edu/gazette/story/2014/08/understanding-ebola/.

clxxivCentros para el Control y la Prevención de Enfermedades. (2014). **Preguntas y respuestas sobre la enfermedad y el virus del Ébola**. Atlanta, GA. Consultado el 30 de septiembre de 2014, de http://www.cdc.gov/vhf/ebola/spanish/preguntas.html.

clxxvLea el análisis de Jeremy Farra, epidemiólogo y profesor de la Universidad de Oxford (Reino Unido), en: **¿Existe el riesgo real de una epidemia global de Ébola?** (2014). Londres, Reino Unido.: *British Broadcasting Corporation (BBC)*. [Versión electrónica: http://www.bbc.co.uk/mundo/noticias/2014/07/140730_sal ud_existe_peligro_real_ebola_epidemia_global_lv].

clxxviLos sanitarios de EE UU exigen formación para tratar el ébola. (2014). Madrid, España.: *El País*. Información consultada el 3 de noviembre de 2014, de http://internacional.elpais.com/internacional/2014/10/13/actualidad/1413197506 _260240.html.

clxxviiLos sanitarios de EE UU exigen formación para tratar el ébola. (2014). Madrid, España.: *El País*. Información consultada el 3 de noviembre de 2014, de http://internacional.elpais.com/internacional/2014/10/13/actualidad/1413197506 _260240.html.

clxxviiiPaula Kavathas. (2014). **How to Fund the Ebola Fight**. Yale University, EE. UU.: *Yale Global*. Información consultada y archivada el 3 de noviembre de 2014, de http://yaleglobal.yale.edu/content/how-fund-ebola-fight. También debe leer: Alvin Powell. **Ebola's ripple effects**. (2014). Harvard University, MA: *Harvard University Gazette*. Información conseguida, analizada y archivada el 2 de noviembre de 2014, de http://news.harvard.edu/gazette/story/2014/09/ebolas-ripple-effects/.

clxxixManuel Ansede **¿Cuándo se puede decir que un contagiado de ébola está curado?** (2014). Madrid, España.: *El País*. Consultado el 3 de noviembre de 2014, de http://elpais.com/elpais/2014/10/06/ciencia/1412625919_542299.html.

clxxxMarín, C. (2014). **Un niño de dos años, el 'paciente cero' del actual brote de ébola**. Madrid, España.: *El Mundo*. Consultado el 29 de octubre de 2014, de http://www.elmundo.es/salud/2014/08/13/53ea491922601dee238b457d.html.

clxxxiLa creciente alarma global por el ébola. (2014). Londres, Reino Unido.: *British Broadcasting Corporation (BBC)*. [Versión electrónica: http://www.bbc.co.uk/mundo /ultimas_noticias/2014/09/140902_ultnot_ebola_perdiendo_batalla_ig.shtml?print=1].

clxxxiiLas imágenes de un niño con ébola tirado en una calle en Liberia conmocionan al mundo. (2014). Moscú, Rusia.: *Russia Today (RT)*. Información consultada el 26 de octubre de 2014, de http://actualidad.rt.com/sociedad/view/142886-fotos-nino-ebola-tirado-calle-liberia.

clxxxiiiMáiquez, M. (2014). **Las claves del ébola: un virus que extiende su rastro mortal y cuya cura carece de financiación**. España, Unión Europea: *20minutos*. Consultado el 31 de octubre de 2014, de http://www.20minutos.es/noticia/210635 8/0/ebola/epidemia/claves/.

clxxxivLa enfermedad que mató a más gente que la Primera Guerra Mundial. (2014). Londres, Reino Unido.: British Broadcasting Corporation (BBC). [Versión electrónica:http://www.bbc.co.uk/mundo/noticias/2014/10/141013_salud_prime ra_guerra_gripe_espanola_men].

clxxxvDavid Robson **¿Qué tan fácilmente se propagan los gérmenes en los aviones?** (2014). Londres, Reino Unido.: *British Broadcasting Corporation (BBC)*. [Versión electrónica: http://www.bbc.co.uk/mundo/noticias/2014/08/140818_ve rt_fut_salud_ebola_propagacion_aerea_mesde.shtml?print=1].

clxxxviElías García **¿Qué medidas deben adoptar los países para contener el ébola?** (2014). Londres, Reino Unido.: *British Broadcasting Corporation (BBC)*. [Versión electrónica:http://www.bbc.co.uk/mundo/noticias/2014/10/141008_ebola_oms_recomendaciones_america_latina_egn].

clxxxviiSobre lo dicho, debe leer las siguientes referencias: (1) Centros para el Control y la Prevención de Enfermedades. (2014). **Preguntas y respuestas sobre la enfermedad y el virus del Ébola**. Atlanta, GA. Consultado el 30 de septiembre de 2014, de http://www.cdc.gov/vhf/ebola/spanish/preguntas.html; (2) Jaime Prats. (2014) **¿En qué consiste el tratamiento experimental contra el ébola?** Madrid, España.: *El País*. Información consultada el 30 de octubre de 2014, de http://sociedad.elpais.com/sociedad/2014/08/07/actualidad/1407408112_524579.html; y (3) Sara Carreira. **África exige el acceso a los fármacos**. (2014). España, Unión Europea: *La Voz de Galicia*. Información consultada el 20 de octubre de 2014, de http://www.lavozdegalicia.es/noticia/sociedad/2014/08/17/africa-exige-acceso-farmacos/0003_201408G17P35991.htm.

clxxxviiiSobre lo dicho, debe leer las siguientes referencias: (1) Centros para el Control y la Prevención de Enfermedades. (2014). **Preguntas y respuestas sobre la enfermedad y el virus del Ébola**. Atlanta, GA. Consultado el 30 de septiembre de 2014, de http://www.cdc.gov/vhf/ebola/spanish/preguntas.html; (2) Jaime Prats. (2014) **¿En qué consiste el tratamiento experimental contra el ébola?** Madrid, España.: *El País*. Información consultada el 30 de octubre de 2014, de http://sociedad.elpais.com/sociedad/2014/08/07/actualidad/1407408112_524579.html; y (3) Sara Carreira. **África exige el acceso a los fármacos**. (2014). España, Unión Europea: *La Voz de Galicia*. Información consultada el 20 de octubre de 2014, de http://www.lavozdegalicia.es/noticia/sociedad/2014/08/17/africa-exige-acceso-farmacos/0003_201408G17P35991.htm.

clxxxixElsa García. **Aislamiento estricto del paciente**. (2014). Madrid, España.: *El País*. Consultado el 30 de octubre de 2014, de http://www.elpais.com/.

cxcSobre lo dicho, debe leer la siguiente referencia: Marga Parés Arroyo. **Alistados en contra del ébola en Puerto Rico**. (2014). Guaynabo, Puerto Rico.: *El Nuevo Día*. [Versión electrónica: http://www.elnuevodia.com/alistadosencontradelebolaen puertorico-1882487.html].

cxci**¿Por qué es tan peligroso el ébola?** (2014). Londres, Reino Unido.: *British Broadcasting Corporation (BBC)*. [Versión electrónica: http://www.bbc.co.uk/mundo/noticias/2014/08/140818_salud_ebola_peligro_az.shtml?print=1]. También debe leer: Alvin Powell. **Understanding Ebola**. (2014). Harvard University, MA.: *Harvard University Gazette*. Información consultada el 28 de octubre de 2014, de http://news.harvard.edu/gazette/story/2014/08/understanding-ebola/.

cxcii**¿Por qué está costando tanto controlar la propagación del ébola?** (2014). Londres, Reino Unido.: British Broadcasting Corporation (BBC). [Versión electrónica:http://www.bbc.co.uk/mundo/noticias/2014/10/141010_salud_dificultad_para_controlar_propagacion_ebola_vj_kv].

cxciiiSobre esto, deber leer la siguiente referencia: **Reportan segundo caso de ébola en Texas**. (2014). Guaynabo, Puerto Rico.: *El Nuevo Día*. Información consultada el 30 de octubre de 2014, de http://www.elnuevodia.com/reportansegundocasodee bolaentexas-1871561.html.

cxcivPilar Álvarez. **Ascensor aislado y lejía en el baño para tratar los residuos**. (2014). Madrid, España.: *El País*. Consultado el 30 de octubre de 2014, de http://politica.elpais.com/politica/2014/10/10/actualidad/1412968483_591335.html.

[cxcv]Pilar Álvarez. **Ascensor aislado y lejía en el baño para tratar los residuos**. (2014). Madrid, España.: *El País*. Información vista el 30 de octubre de 2014, de http://politica.elpais.com/politica/2014/10/10/actualidad/1412968483_591335.html.

[cxcvi]Según la Dra. Nasia Safdar, experta en enfermedades infecciosas de la Universidad de Wisconsin (ubicada en Estados Unidos de América). Vea su análisis en: **¿Cómo fue posible contagiarse de ébola en un hospital de España?** (2014). Londres, Reino Unido.: *British Broadcasting Corporation (BBC)*. [Versión electrónica: http://www.bbc.co.uk/mundo/noticias/2014/10/141007_salud_ebola_espana_co ntagio_az].

[cxcvii]Jiménez, J. (2014). **Los seis pasos del protocolo de Alcorcón tras detectar el ébola**. Madrid, España.: *El País*. Consultado el 30 de octubre de 2014, de http://politica.elpais.com/politica/2014/10/07/actualidad/1412669315_019236.html.

[cxcviii]Jiménez, J. (2014). **Los seis pasos del protocolo de Alcorcón tras detectar el ébola**. Madrid, España.: *El País*. Consultado el 30 de octubre de 2014, de http://politica.elpais.com/politica/2014/10/07/actualidad/1412669315_019236.html.

[cxcix]Elsa García. **Aislamiento estricto del paciente**. (2014). Madrid, España.: *El País*. Información consultada el 30 de octubre de 2014, de http://www.elpais.com/.

[cc]**Diez claves para entender el ébola**. (2014). Madrid, España.: *Público*. Información consultada el 30 de octubre de 2014, de http://www.publico.es/53747 8/diez-claves-para-entender-el-ebola. También debe leer: **Ebola containment requires international collaboration**. (2014). Harvard University, MA: *Harvard School of Public Health*. Información consultada y archivada el 30 de octubre de 2014, de http://www.hsph.harvard.edu/news/hsph-in-the-news/ebola-containment-requ ires-international-collaboration/.

[cci]**Diez claves para entender el ébola**. (2014). Madrid, España.: *Público*. Información consultada el 30 de octubre de 2014, de http://www.publico.es/53747 8/diez-claves-para-entender-el-ebola. También debe leer: **Ebola's Escape From Africa Unlikely Though Not Impossible**. (2014). Yale University, EE. UU.: *Yale Global*. Consultado el 30 de septiembre de 2014, de http://yaleglobal.yale.edu/conte nt/ebola%E2%80%99s-escape-africa-unlikely-though-not-impossible.

[ccii]Elsa García. **Aislamiento estricto del paciente**. (2014). Madrid, España.: *El País*. Información consultada el 30 de octubre de 2014, de http://www.elpais.com/.

[cciii]Domínguez, N. (2014). **El contagio solo se explica por un fallo humano**. Madrid, España.: *El País*. Información consultada el 30 de octubre de 2014, de http://elpais.com/elpais/2014/10/06/ciencia/1412622484_273220.html.

[cciv]Centros para el Control y la Prevención de Enfermedades. (2014). **Preguntas y respuestas sobre la enfermedad y el virus del Ébola**. Atlanta, GA. Consultado el 30 de septiembre de 2014, de http://www.cdc.gov/vhf/ebola/spanish/preguntas.html.

[ccv]Jota Echevarría. (2014). **Carta desde Sierra Leona al valiente Dr. Parra y mensaje para el consejero**. Madrid, España.: *El Huffington Post*. Información consultada el 30 de octubre de 2014, de http://www.huffingtonpost.es/jota-echevarraa/carta-desde-sierra-leona_b_5959578.html.

[ccvi]Jiménez, J. (2014). **Los seis pasos del protocolo de Alcorcón tras detectar el ébola**. Madrid, España.: *El País*. Información analizada el 30 de octubre de 2014, de http://politica.elpais.com/politica/2014/10/07/actualidad/1412669315_019236.ht ml. También debe leer: Elsa García. **El médico que trató a la enferma: "El traje de seguridad me quedaba corto"**. (2014). Madrid, España.: *El País*. Consultado el 30 de octubre de 2014, de http://politica.elpais.com/politica/2014/10/08/actualid ad/1412800362_996180.html.

[ccvii]University of Maryland Medical Center. (2014). **Fiebre hemorrágica del Ébola.** *Baltimore, MD.* Información consultada y analizada el 30 de septiembre de 2014, de http://umm.edu/health/medical/spanishency/articles/fiebre-hemorragica-del-ebola.También debe leer: **Dynamics and control of Ebola virus transmission in Montserrado, Liberia: a mathematical modelling analysis.** Joseph A Lewnard BA, Martial L Ndeffo Mbah PhD, Jorge A Alfaro-Murillo PhD, Prof Frederick L Altice MD, Luke Bawo MPH, Tolbert G Nyenswah MPH, Prof Alison P Galvani PhD. *The Lancet Infectious Diseases* - 24 October 2014. DOI: 10.1016/S1473-3099(14)70995-8.

[ccviii]**La fabricante de los trajes: «El ébola está identificado dentro del Grupo 4, los equipos aconsejados son aptos».** (2014). Madrid, España.: *Diario ABC.* Recuperado el 31 de octubre de 2014, de http://www.abc.es/sociedad/20141007/a bci-trajes-ramos-ebola-201410071728.html.

[ccix]Natalia Junquera. **Palpas la vena, sale sangre y tienes miedo a pincharte, pero es tu trabajo.** (2014). Madrid, España.: *El País.* Consultado el 30 de octubre de 2014, de http://politica.elpais.com/politica/2014/10/10/actualidad/141296689 8_991139.html.

[ccx]Michelle Roberts. **Cómo es el traje especial contra el ébola.** (2014). Londres, Reino Unido.: *British Broadcasting Corporation (BBC).* [Versión electrónica].

[ccxi]Natalia Junquera. **Palpas la vena, sale sangre y tienes miedo a pincharte, pero es tu trabajo.** (2014). Madrid, España.: *El País.* Consultado el 30 de octubre de 2014, de http://politica.elpais.com/politica/2014/10/10/actualidad/141296689 8_991139.html.

[ccxii]Jota Echevarría. (2014). **Carta desde Sierra Leona al valiente Dr. Parra y mensaje para el consejero.** Madrid, España.: *El Huffington Post.* Información consultada el 30 de octubre de 2014, de http://www.huffingtonpost.es/jota-echevarraa/carta-desde-sierra-leona_b_5959578.html.

[ccxiii]Jota Echevarría. (2014). **Carta desde Sierra Leona al valiente Dr. Parra y mensaje para el consejero.** Madrid, España.: *El Huffington Post.* Información consultada el 30 de octubre de 2014, de http://www.huffingtonpost.es/jota-echevarraa/carta-desde-sierra-leona_b_5959578.html.

[ccxiv]Jota Echevarría. (2014). **Carta desde Sierra Leona al valiente Dr. Parra y mensaje para el consejero.** Madrid, España.: *El Huffington Post.* Información consultada el 30 de octubre de 2014, de http://www.huffingtonpost.es/jota-echevarraa/carta-desde-sierra-leona_b_5959578.html.

[ccxv]Jota Echevarría. (2014). **Carta desde Sierra Leona al valiente Dr. Parra y mensaje para el consejero.** Madrid, España.: *El Huffington Post.* Información consultada el 30 de octubre de 2014, de http://www.huffingtonpost.es/jota-echevarraa/carta-desde-sierra-leona_b_5959578.html.

[ccxvi]Michelle Roberts. **Cómo es el traje especial contra el ébola.** (2014). Londres, Reino Unido.: *British Broadcasting Corporation (BBC).* [Versión electrónica].

[ccxvii]**¿Cómo fue posible contagiarse de ébola en un hospital de España?** (2014). Londres, Reino Unido.: *British Broadcasting Corporation (BBC).* [Versión electrónica:http://www.bbc.co.uk/mundo/noticias/2014/10/141007_salud_ebola _espana_contagio_az].

[ccxviii]Jota Echevarría. (2014). **Carta desde Sierra Leona al valiente Dr. Parra y mensaje para el consejero.** Madrid, España.: *El Huffington Post.* Información consultada el 30 de octubre de 2014, de http://www.huffingtonpost.es/jota-echevarraa/carta-desde-sierra-leona_b_5959578.html.

[ccxix]**Los sanitarios de EE UU exigen formación para tratar el ébola.** (2014). Madrid, España.: *El País.* Información consultada el 30 de octubre de 2014, de

http://internacional.elpais.com/internacional/2014/10/13/actualidad/1413197506
_260240.html.

[ccxx]Según la Organización Mundial de la Salud. Vea lo dicho en: Manuel Ansede **¿Cuándo se puede decir que un contagiado de ébola está curado?** (2014). Madrid, España.: *El País*. Información consultada el 30 de octubre de 2014, de http://elpais.com/elpais/2014/10/06/ciencia/1412625919_542299.html.

[ccxxi]Vea un análisis realizado por la Dra. Lola Fernández, que tiene un doctorado en Virología por el Instituto Pasteur de París, en: Naranjo, J. (2014). **Necesitamos inventar algo nuevo para enfrentarnos a esta epidemia**. Madrid, España.: *El País*. Consultado el 30 de octubre de 2014, de http://elpais.com/elpais/2014/10/02/planeta_futuro/1412269956_254237.html.

[ccxxii]Elsa García. **Aislamiento estricto del paciente**. (2014). Madrid, España.: *El País*. Información consultada el 31 de octubre de 2014, de http://www.elpais.com/.

[ccxxiii]**California dictamina cuarentena para quienes hayan tenido contacto con enfermos de ébola**. (2014). Londres, Reino Unido.: *British Broadcasting Corporation (BBC)*. [Versión electrónica: http://www.bbc.co.uk/mundo/ultimas_noticias/2014/10/141024_ultnot_eeuu_california_ebola_cuarentena_jg].

[ccxxiv]**Dos monjas en cuarentena por ébola**. (2014). Guaynabo, Puerto Rico.: *El Nuevo Día*. [Versión electrónica: http://www.elnuevodia.com/dosmonjasencuarentenaporebola-1865538.html].

[ccxxv]Michelle Roberts. **Cómo es el traje especial contra el ébola**. (2014). Londres, Reino Unido.: *British Broadcasting Corporation (BBC)*. [Versión electrónica].

[ccxxvi]**Las imágenes de un niño con ébola tirado en una calle en Liberia conmocionan al mundo**. (2014). Moscú, Rusia.: *Russia Today (RT)*. Información consultada el 31 de octubre de 2014, de http://actualidad.rt.com/sociedad/view/142886-fotos-nino-ebola-tirado-calle-liberia.

[ccxxvii]Marín, C. (2014). **Un niño de dos años, el 'paciente cero' del actual brote de ébola**. Madrid, España.: *El Mundo*. Consultado el 30 de octubre de 2014, de http://www.elmundo.es/salud/2014/08/13/53ea491922601dee238b457d.html.

[ccxxviii]Vea un análisis realizado por la Dra. Lola Fernández, que tiene un doctorado en Virología por el Instituto Pasteur de París, en: Naranjo, J. (2014). **Necesitamos inventar algo nuevo para enfrentarnos a esta epidemia**. Madrid, España.: *El País*. Consultado el 30 de octubre de 2014, de http://elpais.com/elpais/2014/10/02/planeta_futuro/1412269956_254237.html.

[ccxxix]Vea un análisis realizado por la Dra. Lola Fernández, que tiene un doctorado en Virología por el Instituto Pasteur de París, en: Naranjo, J. (2014). **Necesitamos inventar algo nuevo para enfrentarnos a esta epidemia**. Madrid, España.: *El País*. Consultado el 30 de octubre de 2014, de http://elpais.com/elpais/2014/10/02/planeta_futuro/1412269956_254237.html. También debe leer: **Ebola epidemic is stoppable**. (2014). Harvard University, MA: Harvard School of Public Health. Consultada el 30 de octubre de 2014, de http://www.hsph.harvard.edu/news/hsph-in-the-news/ebola-epidemic-is-stoppable/.

[ccxxx]Sobre esto, debe leer: Marcela Cortés. **Lo que debes saber sobre el caso de ébola importado**. (2014). Guaynabo, Puerto Rico.: *El Nuevo Día*. [Versión electrónica: http://www.elnuevodia.com/loquedebessabersobreelcasodeebolaimportado-1864249.html]. También debe leer: **Hospital en EE.UU. da de alta a dos pacientes de ébola**. (2014). Londres, Reino Unido.: *British Broadcasting Corporation (BBC)*. [Versión electrónica: http://www.bbc.co.uk/mundo/ultimas_noticias/2014/08/140821_ultnot_eeuu_ebola_pacientes_wbm.shtml?print=1].

[ccxxxi]**Inmovilizar, uso adecuado**. (2011). España, Unión Europea: Fundéu. Consultado el 20 de octubre de 2014, de http://www.fundeu.es/recomendacion/in movilizar-no-es-poner-en-cuarentena-421/.

[ccxxxii]Cassens, D. (2014). **Authority for Ebola quarantine is as American as apple pie**. Chicago, IL.: *American Bar Association Journal*. Información consultada el 20 de octubre de 2014, de http://www.abajournal.com/news/article/authority_for_ebola _quarantine_is_as_american_as_apple_pie.

[ccxxxiii]Paul Callan, J.D. (2014). **Ebola quarantine is perfectly legal**. Atlanta, Georgia: *Cable News Network (CNN)*. Información consultada el 30 de octubre de 2014, de http://edition.cnn.com/2014/10/06/justice/callan-law-on-quarantine/.

[ccxxxiv]**El hospital de EE UU no aisló al paciente que llegaba de Liberia**. (2014). Madrid, España.: *El País*. Información consultada el 30 de octubre de 2014, de http://politica.elpais.com/politica/2014/10/02/actualidad/1412235751_282273.ht ml. También debe leer: **Ochenta personas permanecen en observación por contacto con paciente con ébola**. (2014). Guaynabo, Puerto Rico.: *Primera Hora*. [Versión electrónica: http://www.primerahora.com/noticias/estados-unidos/nota/och entapersonaspermanecenenobservacionporcontactoconpacienteconebola-1039065/].

[ccxxxv]Sandro Pozzi. **Un juez anula la cuarentena impuesta a la enfermera en Maine**. (2014). Madrid, España.: *El País*. Consultado el 31 de octubre de 2014, de http://internacional.elpais.com/internacional/2014/10/31/actualidad/1414777478 _047817.html.

[ccxxxvi]**La cuarentena no es recomendable**. (2014). España, Unión Europea: *Terra Networks*. Consultado el 30 de octubre de 2014, de http://www.terra.com/salud/art iculo/html/sal457.htm.

[ccxxxvii]**La cuarentena no es recomendable**. (2014). España, Unión Europea: *Terra Networks*. Consultado el 30 de octubre de 2014, de http://www.terra.com/salud/art iculo/html/sal457.htm.

[ccxxxviii]Jaime Prats. (2014) **¿En qué consiste el tratamiento experimental contra el ébola?** Madrid, España.: *El País*. Consultado el 30 de octubre de 2014, de http://sociedad.elpais.com/sociedad/2014/08/07/actualidad/1407408112_524579.html.

[ccxxxix]Jaime Prats. (2014) **¿En qué consiste el tratamiento experimental contra el ébola?** Madrid, España.: *El País*. Consultado el 30 de octubre de 2014, de http://sociedad.elpais.com/sociedad/2014/08/07/actualidad/1407408112_524579.html.

[ccxl]Alejandra Torres. **Los sanitarios aún atienden a Romero con traje de protección**. (2014). Madrid, España.: *El País*. Consultado el 30 de octubre de 2014, de http://politica.elpais.com/politica/2014/10/22/actualidad/1413967852_929823.html.

[ccxli]Alejandra Torres. **Los sanitarios aún atienden a Romero con traje de protección**. (2014). Madrid, España.: *El País*. Consultado el 31 de octubre de 2014, dehttp://politica.elpais.com/politica/2014/10/22/actualidad/1413967852_929823. html. También debe leer: Elsa García. **Aislamiento estricto del paciente**. (2014). Madrid, España.: *El País*. Información consultada el 30 de octubre de 2014, de http://www.elpais.com/.

[ccxlii]Alejandra Torres. **Los sanitarios aún atienden a Romero con traje de protección**. (2014). Madrid, España.: *El País*. Consultado el 30 de octubre de 2014, de http://politica.elpais.com/politica/2014/10/22/actualidad/1413967852_929823.html.

[ccxliii]Alejandra Torres. **Los sanitarios aún atienden a Romero con traje de protección**. (2014). Madrid, España.: *El País*. Consultado el 30 de octubre de 2014, de http://politica.elpais.com/politica/2014/10/22/actualidad/1413967852_929823.html.

[ccxliv]Elena G. Sevillano. **La fortaleza física y mental ayuda a Teresa Romero a superar el ébola**. (2014). Madrid, España.: *El País*. Consultado el 30 de octubre de 2014, de http://politica.elpais.com/politica/2014/10/22/actualidad/1413929312_795963.html.

[ccxlv]**La OMS advierte que hay casos ocultos de ébola y zonas grises donde no pueden entrar médicos**. (2014). Madrid, España.: *Público*. Información consultada el 30 de septiembre de 2014, de http://www.publico.es/actualidad/540086/la-oms-advierte-que-hay-casos-ocultos-de-ebola-y-zonas-grises-donde-no-pueden-entrar-medicos.

[ccxlvi]**La OMS advierte que hay casos ocultos de ébola y zonas grises donde no pueden entrar médicos**. (2014). Madrid, España.: *Público*. Información consultada el 30 de septiembre de 2014, de http://www.publico.es/actualidad/540086/la-oms-advierte-que-hay-casos-ocultos-de-ebola-y-zonas-grises-donde-no-pueden-entrar-medicos.